精编儿科常见病诊疗

JINGBIAN ERKE CHANGJIANBING ZHENLIAO

盖壮健　鲍国玉　姚　丽　孟玲玲　主编

U0341722

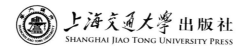

上海交通大学出版社
SHANGHAI JIAO TONG UNIVERSITY PRESS

内容提要

本书结合临床医学近年来的新理论、新技术和新进展，围绕儿科学疾病诊疗的重点、难点问题进行编写。首先，从儿科学的范畴、儿童的年龄期划分以及儿科学中的社会医学问题等理论出发，较为全面地向读者呈现了儿科学基础知识；然后，阐述了儿科常见病的诊疗特点，能够指导医师更快地对疾病进行初步诊断并选择合适的治疗方案；最后，详细地讲解了儿童神经系统、心血管系统和消化系统等各类常见病的诊疗，体现了编者独到的见解。本书内容翔实，讲解通俗易懂，适合各级医疗机构的儿科医师阅读使用。

图书在版编目（CIP）数据

精编儿科常见病诊疗 / 盖壮健等主编. --上海 ：
上海交通大学出版社，2022.9
  ISBN 978-7-313-26481-7

Ⅰ．①精… Ⅱ．①盖… Ⅲ．①小儿疾病－常见病－诊疗 Ⅳ．①R72

中国版本图书馆CIP数据核字（2022）第139939号

精编儿科常见病诊疗
JINGBIAN ERKE CHANGJIANBING ZHENLIAO

主　　编：盖壮健　鲍国玉　姚　丽　孟玲玲
出版发行：上海交通大学出版社　　　　　　　地　　址：上海市番禺路951号
邮政编码：200030　　　　　　　　　　　　　电　　话：021-64071208
印　　制：广东虎彩云印刷有限公司
开　　本：710mm×1000mm　1/16
字　　数：221千字　　　　　　　　　　　　经　　销：全国新华书店
版　　次：2023年1月第1版　　　　　　　　　印　　张：12.75
书　　号：ISBN 978-7-313-26481-7　　　　　插　　页：2
定　　价：198.00元　　　　　　　　　　　　印　　次：2023年1月第1次印刷

编委会

◎ **主　编**

盖壮健　鲍国玉　姚　丽　孟玲玲

◎ **副主编**

李荣培　宋娇娇　高桂荣

◎ **编　委**（按姓氏笔画排序）

王开江（山东省桓台县人民医院）

田　鹏（山东省桓台县人民医院）

李荣培（山东省济宁市第一人民医院）

宋　灿（山东省桓台县人民医院）

宋娇娇（山东省潍坊市妇幼保健院）

孟玲玲（山东省平邑县中医医院）

姚　丽（山东省冠县人民医院）

高桂荣（山东省潍坊市妇幼保健院）

盖壮健（山东省博兴县人民医院）

鲍国玉（山东省烟台经济技术开发区妇幼保健计划生育服务中心）

前　言

现代医学和生命科学的快速发展,使越来越多的新理论和新技术被广泛地应用到了儿科临床工作中;卫生事业的改革也使得儿科医师与社会的距离越来越近。这些改变集中体现为疾病、患儿和社会对儿科医师的要求日益增高。所以,儿科医师不但要有医学知识,还要有社会学知识;不但要有人体疾病的知识,还要有心理疾病的知识。只有这样,才能在儿科疾病谱不断改变的情况下,遵循循证医学的理念,使患儿得到身心整体的治疗。

显然,优秀的临床儿科医师要了解儿科学的经典,也要了解儿科学的新进展,要紧跟时代发展的步伐,不断地学习,不断地更新知识。然而,虽然现在网络资源很丰富,但是面对如此浩瀚的儿科学信息,医师们在参考使用时难免会产生无所适从之感。由此,我们参考国内近年儿科学资料,编写了这本《精编儿科常见病诊疗》,力求着重反映儿科常见病诊断、治疗、预防及预后的新动态,帮助广大儿科医务人员进一步学习,并熟练运用临床研究中得到的新成果。

本书围绕儿科学领域科研和临床的某些热点问题,介绍了近年来的新理论、新技术和新进展。首先,从儿科学的范畴、儿童的年龄期划分以及儿科学中的社会医学问题等理论出发,较为全面地向读者呈现了儿科学基础知识;然后,阐述了儿科常见病诊疗特点,能够指导医师更快地对疾病进行初步诊断并选择合适的治疗方案;最后,详细讲解了儿童神经系统、心血管系统和消化系统等各类常见病的诊疗,体现了编者独到的见解。全书内容翔实,讲解通俗易懂,适合各级医疗机构的儿科医师阅读使用。

在编写过程中,为了反映儿科疾病诊断、治疗、预防的最新动态,我们参考了近年国内权威性、真实性和全面性较高的文献。然而,由于我们写作风格不同,加之编写时间紧迫,书中难免会存在疏漏和不足之处,望广大读者不吝指正。

《精编儿科常见病诊疗》编委会
2021 年 10 月

目　录

第一章

绪　　论

第一节　儿科学的范畴

随着科学的发展,尤其是与儿科有关的边缘学科的发展,儿科学研究的范围逐渐扩大及深入。如果以年龄来分,有新生儿医学、青少年(青春期)医学。如果从临床的角度以器官系统疾病来分,包括小儿心脏病学、小儿神经病学、小儿肾脏病学、小儿血液病学、小儿胃肠道疾病学、小儿精神病学等。从小儿发育的角度考虑,有发育儿科学;从研究社会与儿科有关的问题考虑,有社会儿科学等。

残疾儿童是全社会关心的问题,先进的国家已建立了残疾儿科学,由神经病学、精神病学、心理学、护理学、骨科学、特殊教育、语言训练、听力学、营养学等许多专科组成,专门讨论残疾儿童的身心健康。相信今后一定会有新的与儿科学有关的边缘学科兴起,为儿童的健康服务。

第二节　儿童的年龄期划分

儿童处在不断生长发育的过程中,全身各系统、器官及组织的功能趋向成熟,这个过程是连续的,但也表现出一定的阶段性。各阶段在解剖、生理、免疫、病理等方面各有其特点,因此在疾病的发病率、疾病的病因、疾病的表现等方面均有不同;而更重要的是在身心保健方面的各阶段有所侧重,因此对儿童进行年龄期的划分对小儿疾病的临床诊疗及预防保健均是有益的。

儿童的年龄期从受精卵开始到生长发育停止可分为下列 6 期。

一、胎儿期

从受精卵开始到婴儿出生前称为胎儿期,共 40 周(从末次月经第 1 天算起,实际上从受精开始为 38 周)。受精后 8 周内称为胚胎期(或称成胚期),这个阶段各系统的器官组织迅速分化发育,已基本形成胎儿;如果受到内外因素的作用,胚胎形成受到影响,会发生各种严重畸形,甚至流产。

从受精 8 周后到出生为胎儿期,这阶段各器官进一步增大,胎儿迅速增大、发育逐渐完全。如果到胎龄满 37 周后娩出,称为足月儿,在母亲的照顾下逐渐生长、发育。

临床上又将整个妊娠过程分为 3 个时期。①妊娠早期:此期共 12 周,胎儿已基本形成。②妊娠中期:此期共 16 周,各器官迅速生长达到生理成熟。但在妊娠 20 周前,体重均在 500 g 以下,肺未发育好,即使出生,也不能存活。妊娠 28 周时胎儿体重已达 1 000 g,肺泡结构已经比较成熟,故妊娠 28 周后娩出的早产儿在精心护理的条件下可以存活。③妊娠后期:此期共 12 周,以肌肉及脂肪组织迅速生长为主,故胎儿的体重增加迅速。

引起胎儿病理改变的主要原因:在妊娠早期主要是基因及染色体的异常(包括突变)及母亲的各种感染;妊娠中期及后期主要是胎盘、脐带的异常而导致缺氧、感染,放射及有毒化学物质的损害,免疫性血液病(溶血症)及母亲的营养障碍等。

胎儿期的保健措施应包括孕前咨询、母亲感染性疾病的预防、定期产前检查、高危妊娠的监测及早期处理、孕期合理用药及某些遗传性疾病的早期筛查等。

二、婴儿期

从出生后到满 1 周岁之前称为婴儿期。此期生长发育迅速,第 1 年内体重增加 2 倍,身长比出生时增加 50%,脑发育也迅速。婴儿主要从乳类中获得营养。

婴儿期的保健重点为提倡母乳喂养,及时添加离乳食品,预防营养缺乏性疾病;有计划地接受预防接种,完成基础免疫程序;创造条件与婴儿多接触,促进正常发育。

围生期国内的定义是指胎龄满 28 周(体重≥1 000 g)至出生后 7 足天。该阶段内的胎儿死亡率较高,需产科与儿科医师共同合作处理好胎儿及新生儿所发生的种种问题。

新生儿是指自出生后脐带结扎到生后 28 天内的婴儿。新生儿期是婴儿出生后离开母体适应外界环境,开始独立生活的阶段。生理上出现血液循环的改变并建立自主的呼吸,但是生理调节和适应能力还不够成熟。此期发病率及死亡率均高。疾病中以产伤、窒息、颅内出血、溶血、各种感染、先天畸形等为主。

根据上述特点应做好分娩前及分娩过程中的各项工作,婴儿出生后的保健重点是保证母乳喂养,保温和预防感染(如皮肤、脐带的清洁护理),早期的母婴接触等。有条件的地区进行苯丙酮尿症、先天性甲状腺功能减退及先天性听力障碍等疾病的筛查,做到早发现、早治疗。

三、幼儿期

从 1 周岁后到 3 周岁之前为幼儿期。此期生长发育的速度减慢。已能独立行走,活动范围较前广泛;已能用语言表达自己的想法与要求。识别危险的能力不足。饮食上已逐渐过渡到成人膳食。3 足岁时乳牙出齐。

此期的保健重点是合理营养、平衡膳食。防止各种意外伤害的发生。家长要正确对待及处理好第一阶段的逆反心理。重视牙齿保护。重视教育,从小培养各种良好的习惯。

四、学龄前期

3 周岁后到入小学前(6~7 周岁)为学龄前期,即小儿进入幼儿园的年龄阶段。此期生长速度减慢,每年体重平均增加 2 000 g,身高增加 5~7 cm。认知能力加强,好奇多问,模仿性强,求知欲强。到此期末已具备入小学的条件。

此期的保健重点为加强安全教育,预防各种意外伤害。注重口腔卫生,预防龋齿;注重眼的保健。重视良好的道德品质教育,养成良好的卫生、学习、劳动习惯。

五、学龄期

从入小学(6~7 岁)到青春期(女 12 岁、男 13 岁)开始之前为学龄期。此期体重、身高每年稳定增加,乳牙逐渐脱落,换上恒牙。除生殖系统外,其他各系统的发育均将接近成人。认知能力进一步加强,社会心理进一步发育,求知欲进一步加强,是长知识、接受各方面教育的重要时期,应进行德、智、体、美、劳全面教育,为今后进入初中、高中打好基础。

该阶段的保健重点是继续做好口腔及眼的保健,治疗慢性疾病,端正坐、立、站的姿势以防止脊柱畸形。儿童可能因离开家庭进入学校或者因学习困难而产生各种心理、情绪方面的问题,家长要予以足够的关心。应注意道德品质的教育。

六、青春期

女孩从 11～12 岁开始到 17～18 岁,男孩从 13～14 岁开始到 18～20 岁为青春期,这仅仅是人为的划分,因为个体差异较大。青春期的特点是生殖系统迅速发育,并趋向成熟,女孩出现月经,男孩有遗精。在性激素的影响下,体格发育出现第二次高峰(第一次在 1 岁以内),体重增加,肌肉发达,身高明显增加。但是增长高峰之后出现减慢的过程,直到身高停止增加,生殖系统发育成熟。随着年龄的增加,青春期少年接触社会的机会增多,外界环境的影响逐渐扩大,在这个阶段会出现第二次的心理违拗期。

此年龄期的保健重点为保证足够的营养以满足生长发育之需。此阶段容易出现内分泌及自主神经功能不稳定的现象,如高血压、甲状腺功能亢进、月经周期紊乱、痛经,还可由于学习紧张而出现一些心理上的问题,如忧郁、焦虑等。应加强生殖、生理卫生知识的教育。

第三节　儿科学中的社会医学问题

社会医学是用现代医学和社会学等多学科的观点和方法,从宏观角度研究以社会环境为主的生物、心理、社会因素对人群健康的影响,研究社会卫生状况及其变化规律,以及改善社会卫生状况、提高人群健康水平的一门交叉边缘学科。社会医学和儿科学一样同属医学的范畴,社会医学在儿科学中的应用称之为社会儿科学。

医学的研究和服务对象是人,儿科医学的研究和服务对象是儿童。人兼具生物和社会两种属性,所以医学应该是自然科学和社会科学的综合。传统的医学多从自然科学的层面入手,而很少从社会科学的角度分析问题;而现代医学发展的一个重要标志就是医学的社会化。当今,无论是医疗活动、保健服务,还是卫生决策都不仅仅从自然科学的生物学角度出发来解决问题,而必须综合社会、心理、生物诸因素考虑。因此,现代的儿科医师必须要有社会医学的知识。

一、社会医学的基本观点

(一)人群健康与社会发展

社会发展推动了人群健康,人群健康也促进了社会的进步与发展,两者相互影响。社会发展的最主要方面是提高社会生产力,而构成生产力的主要核心是掌握生产技能的健康的生产人群。社会经济和文化要高度发展,就必须依靠身心健康的广大社会劳动者。儿童是社会劳动者的预备队,儿童的健康关系到社会的未来和明天。因此,保障儿童健康、提高儿童的智力发育潜能是 21 世纪我国社会发展的重要保证。

(二)医学模式与人群健康的相关性

在人群健康和社会发展之间,医学模式起着重要的中介作用,医学模式的转变和优化与提高人群健康水平之间的相关性越来越明显。在以生物医学模式为主导的时期,医疗卫生的服务面窄、服务要求低,人群的健康水平也相对较低;而在生物-心理-社会医学模式主导的今天,医疗卫生的服务面越来越宽,服务的要求也越来越高,人群的健康水平也不断提高。因此,只有加快医学模式的转变,才能扩大卫生服务范围,提高服务质量,进一步改善人群的健康状况。

(三)疾病发生的因果多元性

现代社会是多元化的社会。疾病是一种社会现象,疾病的发生也是由多因素决定的,包括各种生物因素、自然因素、社会因素及心理因素。近年来,我国城市中儿童肥胖的发病率呈明显的逐年上升趋势,肥胖的发生有遗传和内分泌等生物学因素,但也有现代儿童生活方式改变所引起的多吃少动、学习压力增大、心理负担加重等社会和心理因素的影响。

(四)发病过程中社会因素起主导性

传统的医学观点重视疾病发生发展过程中的生物、自然因素,而现代的医学观点强调社会、心理因素。社会因素既可直接影响机体,也可间接通过生物和自然因素影响人群的健康。发展中国家和欠发达地区普遍的儿童营养不良是社会经济发展落后的直接结果。在这种情况下,要消除儿童营养不良、提高儿童的整体营养水平仅仅靠医学和营养干预是不够的,社会干预才是根本的解决办法。

(五)"高危险性"观点

高危险性是指对人群健康产生有害影响和不利作用的高可能性。高危险性包括以下几个方面。

（1）高危人群：指易受疾病侵扰的对象。由于他们比一般人群被侵害的可能性高，因此，应该作为防治和研究工作的重点。

（2）高危环境：指对人体产生不利于健康的因素。

（3）高危反应：不同的机体对各种刺激的反应不同。对同样的刺激，有的人能够耐受，有的人则产生不利于健康的强烈反应，后者称为高危反应。

（六）"社会诊断"观点

社会医学认为，对疾病不能只注重生物因素的损害而仅做出生物医学诊断，对人体健康的评价及疾病的诊断需要考虑社会与心理因素，要了解其所处的社会环境，分析其社会原因，寻求其社会原因。"社会诊断"就是根据生物-心理-社会医学模式的要求，从社会角度出发，综合性地分析影响人群健康与疾病的原因。

（七）"社会处方"观点

医学实践表明，许多儿科疾病，特别是营养性疾病、环境性疾病和传染性疾病，离开社会综合防治是无法解决的。对这些疾病，若没有强有力的社会对策，仅靠医学手段难以在群体医学的意义上根除，必须在"社会诊断"的基础上开出"社会处方"，才能实施有效的防治。

二、社会因素与儿童健康

（一）社会制度

社会制度是社会成员共同遵守的、按一定程序办事的共同规范。一个国家的社会制度直接或间接地影响儿童健康。我国的经济尚不发达，在国际上处于中等偏下的水平，但我国儿童健康的总体水平却已经达到国际上中等偏上的水平，有些指标达到国际上很好的水平。这充分体现了优越的社会主义制度对儿童健康的正面影响。社会制度影响儿童健康具有以下特征。

第一，双向性。落后的社会制度可以给儿童健康造成危害，而先进的社会制度可以促进儿童健康。

第二，普遍性和稳定性。普遍性指每个国家的社会制度都会影响儿童的健康。稳定性指社会制度一经建立，对儿童健康将会缓慢而持续地影响一段时间。

社会制度影响儿童健康的机制有以下几个方面。首先，社会制度决定卫生政策和卫生工作方针。其次，社会制度决定着卫生资源的分配。最后，社会制度决定或引导人们的行为。

（二）经济因素

社会经济因素对儿童健康的影响是一种互动的关系，两者互为条件。一方面，经济的发展为儿童健康提供了基本的物质保证；另一方面，经济的发展也以儿童健康作为条件。儿童的身心健康代表了未来生产者的素质，影响着经济发展的可持续性。

现有资料表明，发达国家和欠发达国家之间，儿童健康指标存在明显的差异：人均国民收入（gross national income，GNI）越高，儿童的健康水平也越高。另一方面，从我国的统计资料来看，20世纪90年代以来，随着经济的发展，儿童健康水平逐步提高。这在某种程度上也支持了这一观点。

经济因素影响儿童健康的机制有以下几个方面。首先，经济状况改善可向人们提供充足的生活资料，使人们物质文化生活丰富、生活质量提高、营养条件改善。其次，经济发展使政府加大了对卫生事业发展的投入，人们的就医条件有所改善。

（三）卫生事业

卫生事业由政府或社会负责，其目的是保障和改善人们健康，因此，它对于儿童健康的重要性不容置疑。卫生事业越发达，儿童的健康水平也越高。

健康投资的增加是卫生事业发展促进儿童健康的重要途径。健康投资是指投入卫生系统的人力、物力和财力的总和。社会对健康的投资越多，儿童健康水平越高。

卫生法规的完善是卫生事业发展促进儿童健康的又一重要途径，起着维护人群健康、消除各种致病因素的作用。在我国，《母婴保健法》的颁布和实施对保障儿童健康的积极意义已经得到体现。此外，卫生事业的发展还能改善保健制度，从而促进儿童健康。

（四）家庭因素

家庭是伴随婚姻制度出现的，它是以夫妻关系为基础，以血缘关系为纽带的一种社会生活组织形式。儿童生活在家庭中，家庭环境是儿童健康的重要决定因素。家庭对儿童健康的影响主要表现在以下几个方面。

（1）家庭是人群增殖的基本单位，与人口数量的增长和质量的控制密切相关。健康家庭的生育功能好，可以通过优婚、优生、优育保证人口的数量和质量。近亲结婚会使儿童的遗传性疾病发病率升高。

（2）家庭是社会最基本消费单位，家庭经济状况影响儿童健康。家庭经济状况良好或消费功能正常,能保证儿童生长发育和医疗保健的基本供给,儿童健康就能够得到保障,反之亦然。

(3)家庭是一个具有密切感情联系的单位,家庭成员间的感情联系影响儿童健康,尤其是儿童的心理健康。家庭成员之间,尤其是夫妻间关系不和、离异等都会给家庭中的儿童带来影响。研究发现,离异家庭、单亲家庭儿童的心理行为问题明显较多。

(4)家庭是儿童的第一所学校,父母是儿童出生后的第一任教师。良好的家庭教育可使儿童、青少年身心健康得到良好的发展。如果家庭成员文化水平低下,或教育方法和教育能力差,都会对儿童健康产生不利影响。

(五)学校因素

学龄儿童和青少年每天在学校里度过的时间不亚于家庭,因此学校环境对儿童的健康至关重要。具体来说包括以下内容。

(1)学校和课堂的组织、管理高效,符合儿童心理发育规律,则促进儿童健康成长。

(2)老师了解儿童生长发育知识、教育方法得当,则促进儿童健康成长。

(3)同伴具有积极向上的精神状态、学习成绩优良、品行端正,也是儿童健康成长的重要因素。

(六)文化因素

广义的文化是指物质文化和精神文化两类,而狭义的文化仅仅是指精神文化,即人类精神财富的总和。文化因素对人类健康的影响非常明显。随着社会文化的发展,儿童健康水平也在不断提高。文化因素对儿童健康的影响具有两个明显的特征:其一是文化影响的无形性;其二是文化影响的本源性。

1.风俗习惯对儿童健康的影响

风俗是指历代相沿、积久而成的风尚和习俗,习惯是指由重复或多次练习而巩固下来并变成需要的行动方式。风俗习惯是一种无形的力量,约束着人们的行为,从而对健康产生影响。在我国许多地方,新生儿出生后,都有将新生儿紧紧包裹成"蜡烛包"的习惯。已有研究证明,"蜡烛包"对新生儿胸廓和呼吸功能的发育不利。我国传统的育儿习惯十分注重通过"把尿"来进行早期婴儿的大小便训练,使得我国儿童的大小便控制能力的发育远早于西方儿童,因此,在我国,如果4岁儿童还不能很好地在夜间自主控制小便,应怀疑有遗尿症;而在西方,儿童5岁前有夜间尿床现象可能仍然是正常的。

2.吸烟对儿童健康的影响

我国是目前世界上烟草消费量最大的国家。吸烟不但有害吸烟成人的健康,也有害被动吸烟儿童的健康。

被动吸烟会对婴幼儿造成伤害,父母吸烟会使1岁以下婴儿患上严重呼吸道疾病的概率比其他婴儿高1倍;孩子们的父母本身吸烟,孩子们会有两倍的染上各种疾病的概率。有研究调查了儿童出生后5年的每年肺炎和支气管炎发病率,发现父母均不吸烟和其中一人吸烟及父母双亲均吸烟者,发病率分别为7.8%、11.4%和17.6%。父母亲吸烟还能影响孩子的智能水平。有关资料表明,妇女怀孕4个月后每天吸10支或以上的香烟,产下的孩子入学后,在学校的进步延缓,这种现象最少持续至16岁。在阅读及数学测验中,这些学生的成绩比其他学生差。在做出上述结论时,已将其他与教育程度有关的因素计算在内。孕妇主动或被动吸烟对胎儿也会造成严重影响。妇女在怀孕期吸烟,可使死胎和自发性流产的发生率增高,也使早产和低出生体重儿的发生率增高,同时发现父亲大量吸烟者,胎儿围生期死亡率比父亲不吸烟的胎儿高得多。

3.电子媒介对儿童健康的影响

电子媒介对儿童的影响有好有坏,其好处是能积极地增加知识和与社会的沟通、互动,其害处是电子媒介中的暴力和色情,此外长期、长时间专注于电子媒介本身也会对儿童发育产生不良影响。

已有越来越多的文献报道电视对儿童的影响。Huston及其同事于1992年报告儿童看电视与注意力和认知的关系,没有证据支持看电视会对儿童的注意力和认知产生负面影响。但研究认为,如果儿童用太多的时间看电视,势必会影响他与家人进行感情交流的时间,而与父母的感情交流,在儿童心理发育中起着很重要的作用。在儿童上学后,看电视占用了学习时间,有研究认为看电视的量和学习成绩之间有明显的负相关。还有不少研究发现看电视和部分儿童的惊厥有关。

电子游戏在不同的社会、经济层迅速传播,游戏的设计相对简单,仅用眼、手协调操作,并常有暴力内容。对于电子游戏和行为及学习之间的关系,没有研究证实。但由于电子游戏对于儿童来说有很强的吸引力,儿童很容易沉溺其中,对身心发育和学习的影响可想而知。但也有学者认为,适量的电子游戏活动对训练眼、手协调有益。

以交互作用和多媒体潜能为特点的"新媒介"互联网的出现给儿童健康和教育带来了新的挑战。这项新技术在为儿童提供学习和交流的平台的同时,也给

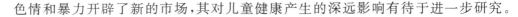

色情和暴力开辟了新的市场,其对儿童健康产生的深远影响有待于进一步研究。

三、现代儿科医师的社会医学观

社会因素对医学和人类健康的影响越来越凸显,同时社会医学与临床医学的关系也越来越密切,现代儿科医师必须具备社会医学观念。

(一)儿科医师要具备生物-心理-社会医学模式的观念

现代医学由"生物医学模式"向"生物-心理-社会医学模式"的转变是医学发展的必然趋势。儿科医师要从生物-心理-社会医学的角度重新审视临床问题。目前,儿童的疾病谱正在发生变化,既往影响儿童健康最严重的感染性疾病和营养性疾病已经明显下降,而先天性畸形、恶性肿瘤、意外损伤、慢性疾病、心理行为性疾病和与环境因素有关的疾病成为儿童健康新的威胁,多数疾病不单纯是生物因素的作用,还受心理和社会诸因素的制约,有许多疾病的生物因素也要通过心理与社会因素起作用。同时,疾病的表现形式也已由单因-单果向多因-单果和多因-多果的形式发展,显而易见,如果不从心理和社会因素考虑这些疾病的诊断、预防和治疗,是难以达到满意的效果的。

(二)儿科医师要具备预防医学的观念

新的医学模式克服了单纯生物医学模式忽视心理因素和社会因素的局限性,全面系统地从生物因素、心理因素和社会因素等方面来综合认识人类健康和疾病问题,把医学预防在更为广阔的背景下进行研究,从而产生了大卫生的观念,其含义是病因的广泛性、预防的社会性、病损的多样性和人类的同步性。如今的儿科医师看病不应该再是简单的看病、治病,而要扩大到防病和保健服务;也不再是简单的治愈疾病,而是要求发现和控制影响健康的各种因素,从而达到预防疾病的目的。因此,儿科医师不但要有医学预防的观念,还要有社会预防的观念。

(三)儿科医师要具备健康教育的观念

现代儿科医师不但要学会"就病论病""因病施药",而且要学会"因病施教"。现在临床治疗不但要求有药物处方,还要求有健康教育处方,即不但告诉患儿应该吃什么药,还应该告诉患儿回家以后怎样进行自身护理、生活调养、心理调节,怎样防止疾病的恶化和复发等,"两分钟瞧病,半分钟开药"的诊疗方式已经不能适应新的要求。

第四节 儿科医学中的伦理问题

伦理学是一门研究道德的起源、本质、作用及其发展规律的科学。医学伦理学作为职业伦理学的重要组成部分,是专门研究医学活动中人们之间道德关系和道德规范的一门学科,研究内容包括医学领域中的道德作用、意义和发展规律,医学道德规范、医学道德原则及人际关系等。随着医学科学的发展,新的生物医学技术不断涌现,医学伦理学研究的问题越来越多,也越来越复杂。医学科学发展的每一个时期都会对医学伦理学提出新的命题。儿科学作为医学的重要分支,由于其研究对象及其疾病谱的特殊性,所涉及的医学伦理问题除了共性的特点之外,还有不少个性之处。

一、儿科医学中几个重要的伦理学概念

(一)自主权

自主权是现代医学伦理学的核心概念。强调自主权的目的是希望患儿能够根据他们自己的价值观来做出医疗护理方面的决定。患儿可以由于宗教或其他原因选择拒绝挽救生命的医疗措施,即使这样的选择在常人看来是愚蠢的。西方的现代儿科学比较强调儿童在医疗选择上的自主权,而在中国,儿童通常被认为是孩子,孩子应该听大人的,更不用说是事关生命的大事。但是,伦理学认为,一个行为个体是否应该具有医疗选择的自主权,并不取决于行为个体的年龄,而取决行为个体是否具有行为能力。

(二)行为能力

行为能力是指行为个体具有理解所做出决定的后果和其他可能选择的能力。行为能力是自主权的决定因素。多数学龄儿童和青少年具有行为能力,应该重视其在医疗选择上的自主权,但是这一特定人群中的大多数还处于父母的合法监护下,由此在医疗行为的选择过程中,父母和孩子经常在价值观上发生冲突。

(三)病情告知

告之以实情是人际交往中的共同道德标准。在医疗活动中和医患关系中也不例外。医师有义务告知患儿或家属真实的病情,这是因为医疗活动的过程中,

医患双方的信息不一致,还可能因为各种医疗措施都可能产生这样或那样的后果。在中国,医疗活动中善意的隐瞒(如确诊为恶性肿瘤而不告以实情)曾经被认为是"积极的行为",新的《医疗事故处理办法》对告知的具体要求使得上述"积极的行为"的合法性受到挑战。

(四)隐私保护

患儿家属应该信赖医师,告知医师以真实的病情,而医师有保护患儿家属隐私的义务。这不但有利于医师全面了解病情,从而有利于对疾病的早期诊断和及时治疗,也能避免对更大范围内的人群产生不利的影响(如传染病不及时诊断而不予以隔离,则会导致疾病扩散、蔓延)。

(五)利益冲突

儿科医师要维护患儿的利益,也要维护患儿家庭的利益,而有时患儿的利益和其家庭的利益是不一致的,这种利益冲突造成许多儿科医学上特有的伦理学问题,也是伦理学上的重要命题。

二、儿科医学中几个重要的伦理学命题

(一)儿科生命支持的伦理学问题

儿科急救医学的发展对儿童健康产生了革命性的影响。20世纪70年代重症监护技术的推广、应用使得儿童死亡率特别是新生儿死亡率明显下降。然而,重症监护技术的发展是一把双刃剑,在降低死亡率的同时,也使得相当数量的儿童留下后遗症。这使得在相当一段时间内,医学界对重症监护技术到底是祸是福有过不少争论。对个体来讲,也存在同样的问题。如某一重症缺血缺氧性脑病的新生儿生命垂危,在机械通气下勉强维持生命体征在正常范围,但神经反射逐渐消失。上述情况持续一段时间后,就给儿科医师和家长提出一个两难的选择:如果选择继续治疗,比较好的结果是生命体征稳定,正常神经活动不能恢复,成为"植物人"而出院,患儿家庭从此经济和心理负担陡增,而患儿本身一生中不能像正常人一样工作和实现其生活价值,还要遭受无穷无尽的医疗操作和由此而来的痛苦。如果选择终止治疗,就意味着终止患儿的生命,似乎不能体现患儿的最佳利益,至少在伦理学上是不完美的。选择继续治疗,有较好的伦理学基础,但缺乏患儿实际利益的支持;而终止治疗,比较符合患儿及其家庭和社会的长远实际利益。这就是医学伦理学上著名的"植物人两难"命题。

在美国和其他发达国家,解决这一命题的方法是成立由多学科组成,有普通

社区代表参加的医院伦理委员会,以个案研究的方式帮助临床医师和家长进行决策。但是在我国,不能用同样的方法解决这一问题,这主要是由于社会、文化和经济背景的不同导致的。破解这一伦理学命题的主要难度在于:在美国和绝大多数发达国家,患儿的医疗费用都由国家或保险公司支付,患儿家庭与医院、医师之间不存在直接的经济关系,医疗活动中较少考虑经济上的问题,因此在做出医疗方面的决策时可以撇开医疗费用的问题而不予考虑。但在我国,即使医疗上和伦理上都认定应该继续治疗,但如果患儿家庭要求终止医疗活动,并拒绝支付进一步增加的医疗费用,医疗活动的继续也会发生困难。

(二)新生儿筛查的伦理学问题

新生儿筛查是近二三十年发展起来的一项现代医学技术。它作为临床医学和预防医学结合的杰作,在提高儿童的健康水平和提高人口素质上起着不可替代的作用。该项技术的核心是运用生理、生化或其他手段,发现亚临床的疾病状态,使得医务工作者能够在疾病早期进行干预,以提高干预的效果,改善疾病的预后。目前,在我国许多地区已经广泛开展了新生儿遗传代谢病和新生儿听力筛查,取得了相当好的社会效益。

但是,新生儿筛查也有某些负面的影响。首先,筛查并不等于诊断,任何筛查都会有一定的假阴性和假阳性,由此也带来一系列伦理学问题。假阳性给当事儿童家长带来一定的精神压力和心理负担。在多数情况下,虽然在后续的诊断程序后,家长有如释重负的感觉,但他们始终不能挥去筛查的阳性"标签"带来的阴影,这种阴影有时会持续相当长的时间,有时,筛查的假阳性带来的负面效应甚至可以超过疾病本身。而假阴性给家庭带来的不幸是,患儿虽然参加了筛查,但由于被误认为是正常的,使疾病仍然不能得到早期的诊断和干预。家长可能因此对以后的医学措施产生怀疑甚至是抗拒。其次,有些筛查并不能给当事儿童带来明确的利益。例如,曾在美国进行研究的囊性纤维样变的新生儿筛查,由于对确诊的患儿缺乏明确的后续干预和治疗措施,使得家长只能忧虑,不能看到希望,儿童也不能得到实际的利益。最后,有些筛查的后续干预措施,并不能证明对当事儿童有利。

为了使新生儿筛查尽少地受到伦理学问题的困扰,在设计新的新生儿筛查方案时,应该尽量考虑到以下几个方面:第一,筛查措施结束后必须要有后续的确诊方法和干预方法,而且确诊和干预的方法必须是技术上成熟的,明确对当事儿童有益的;第二,筛查的方法要保证比较合理的假阴性率和假阳性率;第三,每一项新的筛查在实施前都必须要有可靠的卫生经济学分析,确保合理的投入产出比;第四,每一项筛查在具体进行前都必须要对家长进行正式的告知,并获得知情同意。

(三)畸形新生儿处理的伦理学问题

每一个有经验的儿科医师都会有这样的经历,到产房会诊畸形的新生儿,家长要求"不要抢救",但新生儿的生命体征尚可,在这种情况下,平衡好医学、伦理学和社会学的问题,对做出正确的医学决断非常重要。目前,由于围生期保健的广泛开展和疾病谱的改变,先天性畸形的相对发生率越来越高。同时,家庭对育儿质量的要求也越来越高。可以预见,这类问题在临床上也会越来越常见。

由此引出一个重要的医学伦理学问题——安乐死。安乐死是20世纪70年代以来国内外医学界、哲学界和伦理学界讨论最为热烈的问题之一。对安乐死的理解有广义和狭义之分。广义的理解包括一切因为"健康"的原因,任其死亡和自杀;狭义的理解则把安乐死局限于对患有不治之症的患者或濒死的患者,不再采取人工的方法延长其死亡过程,或者,为制止剧烈疼痛的折磨不得不采用加速死亡的药物。当前,对"安乐死"一词的理解多是狭义的。

安乐死有被动与主动、自愿与非自愿之分。被动安乐死是消极的安乐死,停止治疗和抢救措施,任晚期患者自行死亡;主动安乐死又称积极安乐死,由医务人员采取给药措施加速死亡,结束其痛苦的生命,让其安然、舒适地离开人世。自愿安乐死是指患者本人要求或同意采取安乐死;非自愿安乐死是指对那些无行为能力的患者施行安乐死,如有严重畸形的婴儿,他们无法表示自己的愿望,由别人提出安乐死的建议。

合理而有条件的安乐死似乎最终会被社会、医学和法律接受。这实际上取决于对安乐死概念的正确理解。从伦理学角度分析,安乐死的实施必须具备两个前提:一是患者的疾病无法挽救,濒临死亡而不可逆转;二是这种疾病导致了患者肉体及精神的极端痛苦。两者缺一不可。从这个意义上来说,有些家长面对一些并不是十分严重的畸形,而要求实施安乐死的请求,是不应予以支持的。

(四)母婴利益冲突的伦理学问题

在日常医疗活动中,母婴利益冲突时常会发生,尤其是在孕期,由于母婴一体,利益冲突不可避免。经典的案例是,一位孕晚期的孕妇,诊断为前置胎盘,医师建议为了保障胎儿的健康,避免宫内缺氧,应立即剖宫分娩。但孕母根据自己感觉认为,胎儿情况良好,并认为剖宫产会对自己的利益带来损害,故拒绝接受剖宫产。医学伦理学的观点认为,如果所建议的操作或手术对胎儿的利益是明显的、有科学依据的,医师应该说服母亲接受这样的建议。反之,如果所建议的操作或手术对胎儿的利益是不明显的、缺乏科学依据的,医师应该允许母亲根据自己的利益做出选择。

(五)青春期医学有关的伦理学问题

处于青春发育期的青少年虽然还没有成年,但已经具备行为能力。因此,在青春期医学的范畴内,应十分注重患者本人的知情同意权,儿科医师应该像尊重患儿家长的意见一样重视青少年患者本人的意见。另外,应对患儿隐私的保护予以特别的重视。但可能是由于职业的特点,儿科医师往往不十分注重这些方面。

第二章

儿科常见病诊疗特点

第一节 病史和体格检查

一、儿科问诊

(一)儿科问诊特点及注意事项

(1)问诊前先进行自我介绍,可做简短的交谈,以消除家属及患儿的不安情绪。问诊过程中态度应和蔼、亲切,以获得家长和患儿的信任。

(2)儿科问诊的项目及内容较成人略多,因为儿童期涉及不同年龄、分娩、出生体重、喂养、生长发育及预防接种,甚至母亲妊娠期情况等诸多因素,它们与疾病的诊治有直接联系。新生儿期疾病更与母亲健康状况和产科因素密切相关。故问诊时应全面细致,避免遗漏。

(3)儿科病史大多由家长、抚养者或陪伴者代述,其可靠程度差异很大,对重要症状应注意引证核实。

(4)根据问诊项目顺序逐项有序进行,一个项目问完以后再开始下一个项目的问诊,尽量避免反复在不同项目之间任意穿插。对危重患者的抢救可不必拘泥于顺序,应首先问诊重要内容以便及时进行抢救,待病情稳定后再补充其他项目。

(5)注意提问方式,要从一般性问题开始提问,例如,"您的孩子有什么不好?"让供史者详细叙述疾病的发展经过,然后再针对某个症状展开,进行深入、特殊的提问。问诊中应避免使用医学专业术语,以免产生误解;同时还应避免诱导性、暗示性、诘难性提问,或一连串问题同时提问。

(6)婴幼儿疾病常可影响到多个系统,问诊时应做到突出重点、兼顾其他。

（7）问诊过程中应认真做好记录,问诊结束时可复述所采集的资料,以核对是否准确无误。对家长提出的问题应耐心给予解答。

（二）问诊内容及书写格式

儿科问诊内容包括一般资料、主诉、现病史、个人史、过去史、家族史和社会史共 7 个部分。

1.一般资料

（1）姓名。

（2）性别。

（3）年龄:岁、月(新生儿应精确到天,甚至小时)。

（4）民族。

（5）出生地(省、市或县)。

（6）家长姓名。

（7）家庭详细地址(包括邮政编码和电话号码)。

（8）病史陈述者和患者的关系。

（9）病史可靠程度。

2.主诉

概括患者前来就诊的主要症状或体征及其发生的时间。问诊时先用通俗易懂的一般性问题提问,例如:"您的孩子哪里不舒服?"

3.现病史

详细记录患者目前的主要问题。

（1）起病情况和患病时间。

（2）主要症状的特点,包括症状出现的部位、性质、发作的频率、持续时间、程度、缓解或加剧的因素。

（3）可能的病因和诱因。

（4）病情的发展、演变(按时间顺序记录)。

（5）伴随症状。

（6）有临床意义的阴性症状。

（7）治疗经过(药物名称、剂量和疗效)。

（8）病后一般情况(精神、食欲、体重、睡眠和大小便等)。

4.个人史

（1）胎儿期母亲孕次、产次、流产史(包括自然流产和人工流产):对新生儿患者应详细询问母亲妊娠期情况,包括疾病、饮食、医疗保健情况,用药史,意外事故,X线照射,血型等。

（2）出生史和新生儿期情况：出生史应包括胎龄、产程、分娩方式、接生地点（指出生场所）；分娩前后母亲用药情况（如镇静剂、麻醉剂）；新生儿出生情况（如Apgar评分、哭声、窒息和复苏情况）。新生儿期情况包括出生体重、身长、头围、产伤、畸形、呼吸困难、青紫、皮疹、黄疸、惊厥、出血、吸吮和喂养问题、第一次胎便和小便时间、住院时间、体重增减等。

（3）喂养和营养询问：是母乳喂养还是人工喂养或混合喂养；添加维生素和辅食的种类和时间；平时食欲及偏食情况；有无长期呕吐和腹泻等。

（4）生长发育。①运动发育：何时会抬头、独坐、站立、行走。②语言发育：何时会叫"爸爸""妈妈"和说简单句子。③对人与社会环境的反应能力：何时会笑，何时会控制大小便。④体重、身长的增长情况,乳牙萌出时间。⑤学龄儿童应询问其学习成绩,女性年长儿还应询问月经初潮年龄。

（5）习惯和行为：进食、睡眠、体格锻炼、牙齿的清洁护理等习惯,注意询问有无不良习惯或行为障碍。

5.过去史

（1）既往疾病指感染性及非感染性疾病、传染病和其他与现病史有关的疾病。

（2）预防接种应包括接种项目、接种年龄和接种后反应。

（3）意外事故、外伤和手术情况。

（4）过敏史如湿疹、荨麻疹、哮喘等,与药物、食物及环境等因素的关系。

6.家族史

（1）询问父母、兄弟、姐妹和祖父母的年龄及健康情况。如有遗传性疾病家族史,应画出完整的家族遗传谱系图。

（2）家族中是否有下列疾病发生：结核病、病毒性肝炎、先天畸形、精神疾病、风湿热、过敏性疾病、出血性疾病、肿瘤、癫痫、糖尿病等。

（3）家族中已死亡的小儿,要询问死亡的年龄和原因,包括死胎。

7.社会史

（1）父母的婚姻状况、文化程度、职业和经济收入。

（2）环境卫生情况,患儿有无传染病的接触史。

（3）当地流行病或地方病。

（4）健康保险或医疗费用来源。

书写病史时按上述顺序依次记录。

二、儿科体格检查

儿科体格检查是儿科医师的基本功之一。学龄儿童及年长儿的体格检查与成人基本相似,但婴幼儿和新生儿的生理和解剖特点与成人差别较大,又不易取得合作,故不论在内容、顺序及方法上都与成人体格检查有所不同,在临床工作中应予以重视。学龄前期小儿体格检查时若合作,可按成人方法进行;若不合作,则按婴幼儿方法进行。

(一)注意事项

(1)检查前准备好器械,听诊器等物品应适用于受检对象,严格洗手。检查新生儿时应戴口罩,检查场地应光线明亮、温度适宜。检查者要态度和蔼,可准备一些小玩具,在检查开始前与患儿逗玩,以建立良好的医患关系,取得患儿配合。

(2)检查时的体位根据患儿的年龄和病情而定。未成熟儿及新生儿可躺在暖箱内或红外线辐射保温床上,婴幼儿可由父母抱着或坐在膝盖上,年长儿可让其坐着或躺在诊察台上,而危重患者可直接在病床上进行检查。

(3)检查顺序可灵活掌握,不必完全按记录顺序进行。原则是尽量减少患者的体位变换,可先从望诊开始,观察患儿的一般情况,然后选择易受哭闹影响的项目先检查,如心、肺听诊等。有刺激性的或易引起不适的项目,如眼、耳、鼻和口腔,特别是咽部应放在最后检查。而淋巴结、骨、关节等项目不受哭闹影响,随时能检查。

(4)检查过程中应注意保暖。听诊器和手要预先温热,避免引起患儿不适,尽量不要隔衣裤进行检查,以免影响结果。但脱衣暴露身体的时间不要太长,以免患儿受凉。对年长儿还应注意到他们的害羞心理,不要在人群前随意暴露他们的身体。

(5)要有爱伤观念,检查手法尽量轻柔和迅速,对危重患儿要避免反复检查,以免加重病情。检查完毕应将检查器械随身带走并拉好床栏,防止患儿受伤。

(二)婴幼儿体格检查项目及方法

1.一般情况

当患儿在随意情况下,即应观察其体位、站立姿势或步态、面部表情、眼神、对外界的反应、活动情况及声音大小等,观察患儿外貌并评估其精神、神志、发育、营养情况。

2.一般测量

(1)体温:将温度计从消毒液中取出擦干,温度计内的水银柱应在 35 ℃标示下,测腋温时应擦干腋下皮肤,水银端置于腋窝,上臂夹紧,测量时间不少于 5 分钟。也可测肛温,将肛温计轻柔、缓慢地插入肛门中,深度为温度计长度的 1/2,测量时间 3 分钟。正常小儿体温腋表为 36～37 ℃,肛表为 36.5～37.5 ℃。

(2)脉搏:触诊应在小儿安静、合作时进行,检查者将示指、中指和环指的指腹放在腕关节拇指侧的桡动脉上,压力大小以摸到搏动为宜,计数至少 60 秒。除计数脉搏频率外还应注意节律,如节律不规则,计数应延长至 2 分钟。小婴儿也可触诊颞动脉。

(3)呼吸频率:在安静的情况下,计数 30 秒内胸壁或腹壁起伏的次数。

(4)血压:测量血压时,无论取坐位还是卧位,右上臂与心脏均应在同一水平,手臂要放松。血压计袖带宽度应为上臂长的 2/3,将袖带内空气排空,测压计显示为零后,将袖带缚于上臂,松紧度适宜,袖带下缘距肘窝 2 cm,听诊器胸件应放在肱动脉上。检查者向袖带充气,待肱动脉搏动消失,再将汞柱升高约 2.0 kPa(15 mmHg),然后放出袖带中的空气,使血压计汞柱以每秒 0.4 kPa(3 mmHg)的速度缓慢下降。出现第一个动脉音时的读数为收缩压,继续放气,动脉音渐强,然后突然减弱,最后消失,此时的读数即为舒张压。如动脉音减弱和消失之间的读数差值在 2.7 kPa(20 mmHg)或以上,应同时记录 2 个读数。小婴儿血压可用简易的潮红法测量:患儿取仰卧位,将血压计袖带缚于前臂腕部,紧握袖带远端的手,使之发白,然后迅速充气到 10.0 kPa(75 mmHg)以上,移去局部握压,缓慢放气,当受压处皮肤由白转红时,血压计上读数为收缩压近似值。亦可用监听式超声多普勒诊断仪测量。血压不正常时,应测量双上臂血压,双上臂血压不相同或疑为心血管疾病时应测量双下肢血压。测量下肢血压时,受检者取俯卧位,袖带缚于腘窝上 3 cm 处。

(5)体重:测量前排空大小便,脱去鞋帽和外衣,婴儿卧于磅秤秤盘中测量,小婴儿可用台秤。使用前均应校对体重计。如室温较低可连衣服称,再称衣服,总重量减去衣服重量即为小儿体重。

(6)身长(高):3 岁以下的小儿用测量床测量身长,受检者取卧位,头顶接触头板,检查者拉直小儿双膝部,两下肢伸直紧贴底板,移动脚板使之紧贴脚底,记录其量板数字。3 岁以上的小儿应测身高,受检者赤脚,取直立位,使两足后跟、臀部及两肩胛角间均接触身高计立柱,足跟靠拢,足尖分开,两眼平视前方,测量者将滑板下移使之与颅顶点恰相接触,读取立柱上的标示数。

（7）上、下部量：受检小儿取卧位或立位，用软尺测量耻骨联合上缘至足底的垂直距离为下部量；身长或身高减去下部量即为上部量。

（8）头围：用左手拇指将软尺零点固定于头部右侧齐眉弓上缘，软尺从头部右侧经枕骨粗隆最高处，紧贴皮肤，左右对称而回至零点进行读数。若为长发者，应在软尺经过处，将头发向上、下分开。

（9）胸围：3 岁以下取卧位或立位，3 岁以上取立位。检查者用左手拇指将软尺零点固定于右乳头下缘，右手拉软尺使其绕经后背（以两肩胛下角下缘为准），经左侧回至零点进行测量，取平静呼、吸气时的中间数。

（10）腹围：取卧位，测量时将软尺零点固定在婴儿剑突与脐连线的中点，经同水平位绕背一周回至零点；儿童可平脐经水平位绕背一周进行读数。

（11）腹部皮下脂肪：用左手拇指和示指在腹部脐旁锁骨中线处捏起皮肤和皮下脂肪（捏前两指距 3 cm），用卡尺进行测量。小儿正常皮下脂肪厚度应在 0.8 cm 以上。

（12）上臂围：取左上臂中点（肩峰与尺骨鹰嘴连线中点），用软尺与肱骨垂直测量上臂周径，注意软尺只需紧贴皮肤，勿压迫皮下组织。

3.皮肤和皮下组织

在明亮的自然采光条件下，观察皮肤色泽，注意有无苍白、潮红、黄疸、发绀、皮疹、瘀斑、脱屑、色素沉着、毛发异常等。触摸皮肤弹性、湿润度，皮下脂肪充实度及周围毛细血管充盈情况。为减少患者的体位变动，皮肤和皮下组织的检查应在检查头、颈、胸、腹和四肢时分别进行，记录时可集中在本项目下。

4.淋巴结

触摸全身浅表淋巴结，包括枕后、耳前、耳后、颈部（颌下、颏下、颈前、颈后）和锁骨上淋巴结，腋窝、腹股沟淋巴结。应注意淋巴结的大小、数目、硬度及活动度，有无压痛、红肿、瘘管、瘢痕，淋巴结之间及与皮肤之间有无粘连等。淋巴结的触诊也可在检查头、颈、胸、腹和四肢时分别进行，集中记录。

5.头部

（1）头颅：观察有无畸形，注意头发的密度、色泽和分布（如枕秃）。正确测量前囟的大小（应测量额、顶骨形成的菱形对边中点连线），触诊颅缝，检查有无颅骨软化和颅骨缺损。出生时颅缝可稍分开或重叠，3～4 个月时闭合。检查颅骨软化时，用手指加压于颞顶部或顶枕部的耳后上部，有乒乓球感时即为颅骨软化。出生时前囟为 1.5～2.0 cm，1.0～1.5 岁时闭合。正常前囟表面平坦，如膨隆或凹陷均为异常。出生时后囟已闭合或很小，最迟在出生后 6～8 周内闭合。

（2）眼：观察有无眼距增宽、眼睑红肿、眼睑外翻、眼球突出、斜视、结膜充血、异常渗出、巩膜黄染、角膜浑浊、溃疡和鼻泪管堵塞现象。观察婴幼儿眼球是否有震颤，是否能随光或玩具转动，或以手指突然接近眼部，观察是否有瞬目反射来粗测其视力。观察瞳孔大小、形状、是否对称，并检查直接及间接对光反射。

（3）耳：观察和触摸双侧耳郭、耳前后区，注意皮肤损伤、结节和先天畸形（如耳前瘘管、小耳、低耳位）。轻压耳后乳突区，观察有无压痛。当向上牵拉耳郭或向内压耳屏时，婴幼儿出现痛苦表情，此时应考虑有中耳炎的可能。观察双侧外耳道，注意皮肤有无异常和溢液。若怀疑为中耳炎者应做耳镜检查。病情需要时应做听力检查。

（4）鼻：观察鼻的外形，注意有无畸形、鼻翼翕动，有渗出物者应注意渗出物的性质。

（5）口腔：观察唇、颊黏膜、齿、牙龈和舌，正常小儿口唇红润而有光泽，注意有无苍白、发绀、口角糜烂、皲裂和唇裂；正常黏膜表面光滑，呈粉红色，注意有无充血、糜烂、溃疡、出血、麻疹黏膜斑和鹅口疮；注意腮腺导管口有无红肿。乳牙是否萌出、牙齿数目、牙列是否整齐、有无牙缺损或龋齿，以及修补情况；检查牙龈时，注意有无肿胀、出血和色素沉着。检查舌时，注意舌面、形态、运动对称性和溃疡等。检查口底和舌底部，用压舌板轻挑舌尖，观察有无异常舌系带或舌下囊肿。检查咽部时应有良好的光照条件，检查者一手固定头颅，另一手用拇指、示指和中指拿压舌板，小指尺侧固定患儿一侧面颊，将压舌板伸入口内轻压舌根部，动作要准确迅速，利用吞咽反射暴露咽部的短暂时间，迅速观察软腭、悬雍垂、舌腭弓和咽后壁，注意有无充血、疱疹、滤泡、假膜、溃疡，扁桃体有无肿大及渗出，渗出物的性质，软腭是否对称。

6.颈部

观察颈部外形、皮肤及活动度，注意是否对称，有无肿块、畸形（如先天性斜颈、短颈和蹼颈等），观察有无皮损和颈部活动受限。观察颈静脉是否充盈或怒张。婴儿由于颈部较短，脂肪丰富，颈静脉不易被看到。如果颈静脉明显可见即提示静脉压增高。检查颈部肌张力，注意有无颈部强直、角弓反张或肌无力。触摸甲状腺有无肿大、气管位置是否居中。

7.胸部

（1）胸廓：观察胸部外形和对称性，正常情况下，婴儿胸部略呈桶状，前后径等于横径；随着年龄增长，横径渐增长超过前后径。注意儿童期可能发生的畸形，如鸡胸、漏斗胸和肋膈沟等。触诊胸壁有无包块和压痛等。检查乳房和腋

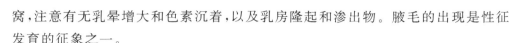

窝,注意有无乳晕增大和色素沉着,以及乳房隆起和渗出物。腋毛的出现是性征发育的征象之一。

(2)心脏。

望诊:观察心前区有无隆起,以及心尖搏动的部位、强度和是否弥散(搏动范围一般不超过 3 cm),较胖的婴儿不易观察到心尖搏动。

触诊:触摸心尖搏动位置,大多数婴儿的心尖搏动在左侧第 4 肋间隙锁骨中线外;分别触诊胸骨左缘第 2、3、4 肋间隙及各瓣膜区。如在胸骨左缘第 2 肋间隙触到收缩期震颤,提示肺动脉狭窄或动脉导管未闭;在胸骨左缘第 3、4、5 肋间隙触到收缩期震颤,提示室间隔缺损;二尖瓣区触到收缩期震颤,提示二尖瓣闭锁不全;二尖瓣区触到舒张期震颤提示二尖瓣狭窄;三尖瓣区触到较强的搏动提示右心室肥厚。

叩诊:叩诊为相对浊音,婴儿常采用直接叩诊法。左界:2 岁时叩诊从第 4 肋间心尖搏动外 2 cm 开始,由外向内叩诊;3 岁以上叩诊从第 5 肋间心尖搏动外 2 cm开始,由外向内叩诊。右界:从肝浊音界上一肋间开始,由外向内叩诊,动作应较成人叩诊轻,否则心脏叩诊相对浊音界会较实际小。测量左界时以左乳线为标志,量出心左界距该线的内或外距离;测量右界时以右胸骨旁线为标志,量出右界距该线的距离。

听诊:由于小儿心率较快,听诊者应仔细区分第一、二心音。小婴儿心尖区第一、二心音响度几乎相等,肺动脉瓣区第二心音比主动脉瓣区第二心音为响($P_2 > A_2$)。除了注意心音强弱外,还应注意节律,是否有期前收缩,其频度如何。由于婴儿以先天性心脏病为多见,故听诊重点位置应在胸骨左缘;先用膜型胸件紧贴胸壁分别沿胸骨左缘听诊第 2、3、4 肋间隙,以及主动脉瓣区、二尖瓣区、三尖瓣区。如闻及杂音,应注意性质、响度、与心动周期的关系、是否广泛传导等。然后再用钟形胸件按同样顺序进行听诊。

(3)肺脏。

望诊:观察胸廓活动度和对称性,注意呼吸频率、节律和呼吸方式。小儿以腹式呼吸占优势。

触诊:将双手分别对称地放在胸壁两侧,当小儿啼哭或发音时,判断两侧语颤强度是否相等。

叩诊:用直接叩诊法(即用 1~2 个手指直接叩击胸壁),从上到下、从外向内、双侧对称地叩诊双肺野。正常叩诊为清音,婴儿胸壁较薄,叩诊音相对较成人更明显,不要误认为是过清音。如出现浊音、实音和过清音为异常叩诊音。肩胛骨上叩诊无意义;左侧第3、4肋间处靠近心脏,叩诊音较右侧对称部位稍浊;右侧腋下部因受肝脏的影响,叩诊音稍浊;左腋前线下方有胃泡,叩诊时产生过清音,检查时应注意。

听诊:从上到下、从外向内,分别听诊前肺野和后肺野,注意双侧对比。由于婴儿胸壁薄,呼吸音较成人稍粗,几乎均为支气管肺泡呼吸音,甚至有时出现支气管呼吸音,不应视为异常。小儿哭闹时影响听诊,可在啼哭时深吸气末进行听诊。听诊应特别注意双侧肺底、腋下和肩胛间区,这些部分较容易听到湿啰音,有助于肺炎的早期诊断。

8.腹部

(1)望诊:观察腹部皮肤,注意腹部外形。正常婴儿卧位时,腹部较胸部高。注意有无胃肠蠕动波、脐部分泌物、腹壁静脉扩张。

(2)触诊:触诊腹部时,从左下腹开始,按逆时针方向,先浅后深地触诊全腹部。注意肝、脾的大小及质地,有无包块;通过观察小儿面部表情判断有无压痛,注意检查麦氏点有无压痛和反跳痛。正常婴儿肝脏肋下可触及 $1\sim2$ cm,脾脏肋下偶可触及,质地柔软、表面光滑、边缘锐利。最后触诊双侧肾脏。婴儿哭闹时影响腹部触诊,故可哺以母乳或吸吮奶头使其保持安静。

(3)叩诊:从左下腹开始按逆时针方向叩诊全腹部,正常为鼓音。然后在右锁骨中线上叩诊肝脏上、下界,左剑突下叩诊肝脏浊音界。最后检查肝脏叩击痛。如疑有腹水,应检查移动性浊音。

(4)听诊:用膜式听诊器听诊肠鸣音至少1分钟,如未闻及肠鸣音,应听诊5分钟。注意频率(正常每分钟 3～5 次)、强度、音调。婴儿因肠壁较薄,有时可闻及活跃的肠鸣音。如疑有血管疾病,应用钟式听诊器听血管杂音,听诊主动脉杂音的位置在剑突下与脐之间的中点。

9.脊柱和四肢

(1)脊柱。望诊:观察脊柱的形态,注意有无畸形,如脊柱前、后、侧凸和脑脊膜膨出。触诊:从上到下触诊棘突有无压痛。

(2)四肢。望诊:分别观察上肢和下肢的对称性,注意畸形,如手镯、多指(趾)、手(足)蹼和小指弯曲、杵状指(趾)、O形腿、X形腿、踝内翻、踝外翻、肌肉外形(萎缩或假性肥大)、关节肿胀、皮疹、水肿等,指压胫前和脚背检查凹陷性水肿。触诊:分别触诊肩、肘、腕、掌、髋、膝、踝、指(趾)关节有无压痛。同时检查上述各关节被动运动。检查四肢肌力及肌张力。如疑有血管疾病,应触诊股动脉、腘动脉和足背动脉。

10.外生殖器

充分暴露检查部位,观察外生殖器的发育,注意有无畸形、水肿、溃疡、损伤和感染的征象。观察阴毛是否出现,此为性征发育的证据之一。

(1)男性检查阴茎,用拇指和示指上翻包皮,注意有无包皮过长或包茎和尿道下裂;检查尿道口有无红肿和渗出;观察阴囊有无肿大,如有肿大应做透光试验:以不透光的纸片卷成圆筒,一端置于肿大部位,另一端以手电照射,被遮处阴囊如为橙红色、半透明状,多为睾丸鞘膜积液,如不透明多为睾丸肿瘤或腹股沟斜疝。触诊双侧睾丸是否下降,如未下降至阴囊内,应通过腹股沟外环检查是否在腹股沟管内。

(2)女性检查阴蒂、阴道前庭和尿道口,分开小阴唇,暴露前庭,检查有无红肿,尿道口和阴道口有无分泌物。检查处女膜有无闭锁及损伤,小阴唇有无粘连。一般不做阴道检查。如病情需要应请妇科专家会诊。

11.肛门、直肠

望诊肛门会阴区,注意有无出血、分泌物、红肿及直肠脱垂或外痔等。用左手拇指和示指轻轻分开臀沟,暴露整个肛门,观察有无瘘管和肛裂。必要时做直肠指诊,具体方法:检查者戴好手套,在小指上涂以少量石蜡油,将小指轻轻加压于肛门括约肌数秒钟,让其松弛后,轻轻地插入肛门,再以旋转动作渐向直肠深入,注意直肠有无结节、息肉,有无触痛,再以旋转方式退出肛门,观察指套上有无血液、脓液,有大便则送常规检查。

12.神经系统

(1)浅反射:腹壁反射和提睾反射(4 个月以下婴儿可为阴性)。

(2)深反射:肱二头肌反射和膝腱反射。

(3)病理反射:巴宾斯基征(2 岁以下小儿,该反射可为阳性,但如单侧阳性则有一定临床意义)。另外尚需检查脑膜刺激征:颈强直、布鲁津斯基征、克尼格征等,方法同成人体检。

(三)新生儿产房内体格检查内容和方法

新生儿生后在产房内初次体格检查的重点:①Apgar 评分。②是否存在先天畸形。③妊娠期或分娩时,因临床需要应用的一些药物对新生儿的影响程度。④是否存在感染或代谢性疾病的征象。具体内容如下。

1.Apgar 评分

应在生后 1 分钟进行,可判断新生儿有无窒息,以及时进行复苏处理,通常由产科医师或助产士进行评估。正常为 8~10 分,4~7 分为轻度窒息,0~3 分为重度窒息。1分钟评分异常者,经复苏处理后,应在5分钟后再次评分。

2.一般情况

首先观察呼吸(正常、浅表或不规则),有否缺氧情况。皮肤是否有瘀点、皮疹、产伤、黄疸。

3.体重

正常出生体重为2 500～4 000 g。<2 500 g为低出生体重儿;<1 500 g为极低出生体重儿;>4 000 g为巨大儿。

4.头颅及五官

注意产瘤(头皮隆起、肿胀、柔软提示产瘤,见于头吸助产者),头颅血肿(肿胀不超过颅缝,通常在生后第2天出现);双眼位置是否正常、鼻孔有无堵塞、是否有唇裂或腭裂。

5.胸部

外形是否正常,有无吸气性凹陷。听诊呼吸音是否对称,气道是否通畅。

6.心血管系统

注意心律、心音是否规则,有无杂音,心尖搏动位置是否正常,股动脉搏动是否易触及。

7.腹部

观察腹部外形是否正常,有无腹胀或舟状腹,触诊肝、脾大小,以及有无腹部肿块。

8.泌尿生殖系统

男性:检查两侧睾丸是否下降,有无尿道下裂,触摸腹股沟有无肿块。

女性:有无处女膜鼓出(常提示闭锁)。

9.背部

注意脊柱有无畸形或缺损,肛门开口是否存在。

10.神经系统

注意小儿是否处于觉醒状态、哭声是否响亮而婉转、四肢肌张力如何、四肢运动是否对称。检查重要的生理反射:拥抱反射、握持反射、觅食反射、吸吮反射等,检查双侧巴氏征。

(四)新生儿全面体格检查内容和方法

1.一般情况

观察外貌,注意神志、反应、发育和营养,以及仰卧位时的体位。正常新生儿哭声响亮,对声、光、疼痛等刺激有良好的反应。足月新生儿胎毛少,耳壳软骨发

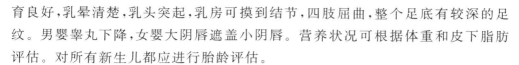

育良好,乳晕清楚,乳头突起,乳房可摸到结节,四肢屈曲,整个足底有较深的足纹。男婴睾丸下降,女婴大阴唇遮盖小阴唇。营养状况可根据体重和皮下脂肪评估。对所有新生儿都应进行胎龄评估。

2.一般测量

(1)测量体温:首次测温常采用肛表,可排除无肛或直肠闭锁。

(2)触诊脉搏(桡动脉或足背动脉)至少 60 秒。安静状态下,新生儿正常脉搏为 120~140 次/分。

(3)测量呼吸频率:观察 30 秒钟内腹部起伏的次数,正常呼吸频率为 40~45 次/分,但出生几个小时内可更快。新生儿呼吸有时有 5~10 秒短暂停顿,属正常。如呼吸停止 20 秒以上伴心率减慢(<100 次/分)或发绀为呼吸暂停,必须紧急处理。

(4)测量血压:可应用监听式超声多普勒诊断仪或简易潮红法测量。

(5)测量体重:出生体重要求在生后 1 小时内测量。

(6)测量身长。

(7)测量头围。

(8)测量胸围。

3.皮肤和淋巴结

新生儿皮肤红润,应注意全身皮肤有无黄疸、青紫、苍白、皮疹、瘀点、瘀斑、皮下坏疽、深部脓肿,以及颈部、腋下和腹股沟部位有无糜烂。鼻部粟粒疹和胎记应视为正常。新生儿浅表淋巴结不易触及,但约 1/3 的新生儿可在颈、腋下和腹股沟触到淋巴结,直径不超过 1 cm。

4.头颈部

(1)头颅:观察有无水肿、血肿、产伤和脑膨出。有头皮水肿者应注意是否同时伴有头颅血肿,后者常在生后 2~3 天较明显,范围不超过颅缝。触摸颅缝,包括额缝、冠状缝、矢状缝和人字缝,注意有无颅缝重叠或颅缝分开,颅缝活动度如何。触诊颅骨是否有软化或缺损,颅骨软化多见于过期产儿或早产儿,生后数周消失。检查前囟的大小和张力,前囟过大是由骨化延迟所致,可由甲状腺功能减退、宫内营养不良、先天性佝偻病等原因引起。

(2)眼:让新生儿自然睁眼,如遇哭闹或闭眼,可轻摇小儿头部。观察眼裂的大小,双眼的距离,有无斜视、结膜充血、巩膜黄疸、角膜浑浊、分泌物、瞳孔大小及对称性,对光反射。

(3)耳:检查耳郭位置、外形及对称性,注意有无先天性畸形,如耳前赘生物、窦道、脂肪瘤等,观察耳道处有无脓性分泌物。观察新生儿对声音刺激的反应(如眨眼或四肢的活动),可粗略估计听力。

(4)鼻:观察鼻的外形,注意有无畸形、鼻翼翕动、渗出物、呼吸受阻(张口呼吸)。

(5)口:检查有无唇裂、胎生牙、鹅口疮、溃疡、腭裂。检查舌的大小、位置和咽部。

(6)颈:仰卧位时,新生儿颈部不易观察,可用一手托起背部,让头稍下垂,使颈部充分暴露。检查颈部异常情况,如包块、斜颈、蹼颈和运动受限等。蹼颈见于特纳综合征,斜颈常继发于胸锁乳突肌肿块。坐位时检查颈部肌力:握住婴儿双肩部,让其从卧位到坐位,正常婴儿头、颈和躯干应在一条线上保持 1 秒钟以上。触诊气管位置是否居中及锁骨有无骨折。

5.胸部

(1)望诊:观察胸廓有无畸形,新生儿呈桶状胸。注意呼吸运动是否对称、有无凹陷、呼吸频率及呼吸类型是否正常。有些新生儿在啼哭时可见胸廓轻度凹陷,如不伴有呻吟,也属正常。另外,正常新生儿受来自母体雌激素的影响可出现乳房增大、乳汁分泌和乳晕色素沉着,属暂时性生理现象。

(2)触诊:用单指触摸心尖搏动位置,正常新生儿偶可触及心前区搏动,如位置异常,可能提示有气胸、膈疝或心脏转位等情况。疑有心脏疾病时,应注意触诊胸骨左缘第 2、3、4 肋间隙,主动脉瓣区和心尖区是否有震颤。

(3)叩诊:对称性叩诊双肺前、后和侧面;用中指在第 4 肋间隙左锁骨中线外 2 cm 开始由外向内直接叩诊心脏相对浊音界。新生儿心脏浊音界叩诊准确度较差。

(4)听诊:对称性听诊双肺前、后和侧面,新生儿胸壁较薄,故呼吸音较成人强,多是支气管呼吸音。如出生时无呼吸困难的表现而闻及少量湿啰音,应视为正常。听诊心脏:同婴幼儿,包括胸骨左缘第 2、3、4 肋间隙,主动脉瓣区,二尖瓣区和三尖瓣区,仔细听诊心率、节律、杂音等内容。新生儿正常心率为 120～140 次/分,可有短时减慢或加快。有时心率可小于 100 次/分,但刺激后可加快,仍属正常。新生儿早期出现心脏杂音的临床意义不是很大。如出生后1～2 天闻及心脏杂音,接着即消失,常为动脉导管关闭过程,不应视为先天性心脏病。有时,严重先天性心脏病可无杂音,如大血管错位。如心脏杂音很响,则应引起注意。应注意右侧胸部的听诊,以免遗漏右位心的诊断。检查心脏时,应同时检查毛细血管充盈程度及脉搏情况。股动脉搏动减弱提示有主动脉缩窄可能,水冲脉见于动脉导管未闭。

6.腹部

(1)望诊:观察腹部外形和对称性、肠蠕动波、脐带脱落、脐疝、脐部渗出物和其性质。

(2)触诊:轻柔触诊全腹部,注意有无包块。由于新生儿腹壁较薄,浅触诊即可触及肝脏和脾脏,肝脏在右肋下 2 cm,脾脏在左肋下 1 cm 处触及均应视为正常。

(3)叩诊:叩诊全腹部。

(4)听诊:听诊腹部,注意肠鸣音是否活跃或减弱。

7.脊柱和四肢

(1)检查有无脑脊膜膨出,四肢有无畸形,如多指(趾)等,四肢活动是否对称,腰骶部皮肤是否有窦道或凹陷等。

(2)检查上肢肌张力(前臂回缩):新生儿于仰卧位,检查者用手拉直自然弯曲的前臂,然后放手,若新生儿前臂立刻恢复到先前弯曲的位置,即为正常。

(3)检查下肢肌张力(腘窝角):新生儿于仰卧位,其骶骨接触检查台面,髋关节屈曲,检查者一手握住新生儿的两小腿,上提并测量大腿与小腿之间的角度(腘窝角),正常为 $80°\sim90°$。

8.外生殖器

观察外生殖器的发育,注意有无畸形、肿胀、损伤或感染。男性:检查有无包茎和尿道下裂,睾丸是否下降,阴囊有无肿大。女性:观察大、小阴唇,大阴唇应遮盖小阴唇,检查处女膜有无畸形和损伤,阴道前庭有无分泌物。

9.肛门

检查肛门和肛周围区,注意有无肛门闭锁、肛瘘、肛裂或肛周脓肿。

10.神经系统

肌力可通过观察对称性的自主运动来评估。肌力与肌张力有关。新生儿神经系统检查重点如下。

(1)觅食反射:当刺激颊部时引出该反射,婴儿张嘴转向刺激方向。

(2)吸吮反射:当奶头放入口腔内即引出该反射,出现吸吮动作。

(3)握持反射:当检查者将手指触及婴儿手掌时,婴儿即握住检查者手指。

(4)拥抱反射:将婴儿仰卧在检查台,头部伸出台边并用手托住,然后将婴儿头部突然下降几厘米,新生儿会出现躯干伸直,双上肢对称性外展,手指张开,双腿轻微屈曲,然后双上肢收回胸前呈现拥抱动作。

（5）非对称性紧张性颈反射：迅速将仰卧的婴儿头转向一侧，此时面部所向一侧的手臂和小腿即展开，另一侧的手臂和小腿呈现屈曲状态。

（6）踏步反射：将婴儿扶为直立位，并让足底接触检查台面，身体略向前倾，此时出现踏步动作。

第二节　儿科疾病用药特点

一、小儿药物剂量的计算

儿童用药剂量较成人更需准确。可按以下方法计算。

（一）按儿童体重计算

按儿童体重计算是最常用、最基本的计算方法，可算出每天或每次的用药剂量。每天（次）剂量＝患儿体重（kg）×每天（次）每千克体重所需药量。将总剂量单次或分多次给予，常根据药物的半衰期、疾病的性质、药物的协同或拮抗作用、肝功能、肾功能、患儿的年龄等因素确定。对于半衰期长的药物，用药间隔常延长；而对于半衰期较短的药物，用药间隔常缩短；半衰期极短的药物常需用静脉持续给药维持。一般感染与严重感染、中枢感染与其他感染的用药剂量常不同，肝、肾功能不全时药物剂量常需减少。对于新生儿或早产儿，常以生后日龄决定用药剂量与间隔，有时还需结合孕周龄来计算。患儿体重应以实际测得值为准，年长儿按体重计算，如已超过成人量则以成人量为上限。

（二）按体表面积计算

体表面积因其与基础代谢、肾小球滤过等生理活动的关系密切，用此法计算用药剂量较按年龄、体重计算更为准确、科学。体重＜30 kg：小儿体表面积（m²）＝体重（kg）×0.035＋0.1。体重＞30 kg：小儿体表面积（m²）＝［体重（kg）－30］×0.02＋1.05。

上述用药剂量计算方法的准确性与体表面积计算正确与否有关。在较大体重的儿童，以体重折算体表面积的意义有限。因为随着体重增加，其体表面积的增加是非线性的，在应用时应当注意。

（三）按年龄计算

对剂量不需要十分精确计算的药物，如营养类药物和非处方药等，可按年龄计算。

(四)从成人剂量折算

小儿剂量＝成人剂量×小儿体重(kg)/50,此法仅用于未提供小儿剂量的药物。因小儿体液占体重的比例较大,用此方法所得剂量一般都偏小,故不常用。

总之,不论采用上述任何方法计算剂量,都必须与患儿具体情况相结合,才能得出比较确切的药物用量,如新生儿、小婴儿或营养不良儿因肝、肾功能较差,一般药物剂量宜偏小;用药目的、对象不同,剂量也不同;不同的剂量其药理作用也有差异。这些都是儿科用药确定剂量应考虑的问题。

(五)个体化剂量

即使根据患者体重、体表面积及成熟状况调整药物剂量,对平均剂量或常规推荐剂量的药物来说,临床疗效仍有差异。这一差异是药物代谢动力学和药物效应动力学的个体差异及许多生物变异的结果,如代谢、病理生理及遗传差异。由于存在药物疗效及毒性的个体差异,对特殊患者需调整给药方案,尤其是对某些药物,如血管活性药的剂量可根据患儿出现的即刻、易定量(如血压、心率等)的临床反应进行调整。而对某些药物则需要结合临床反应和测定血浆或血清浓度进行药物剂量调整。这种治疗方案称为靶浓度方案。而一种药物的药理或毒理反应可能直接与特异血清浓度范围有关。

文献所报道的药物治疗浓度范围常根据少数患者,且绝大多数是成人的研究而确定。这些治疗范围代表了平均值,仅 49% 的人群包括在均数±2 SD 范围内,因此血清药物浓度的临床监测只能作为药物干预和剂量调整的参考,使用时必须注意到个体化。例如:一个患者的某药物血清浓度在低于有效治疗窗时即有完全的临床反应,而另一个患者,同一种疾病,用同一种药物,可能需要血清浓度在治疗浓度范围以上才能获得相同程度的阳性治疗反应。因此,血清药物浓度的治疗范围只能作为治疗的指导,最终必须通过临床反应来评价药物有效性。

体液中药物浓度测定有助于减少药物毒性反应,同时达到最理想的治疗效果,为评价疾病治疗过程或药物相互作用对药物分布的影响提供了有效方法。治疗性药物浓度监测并非对所有药物都是必要和实用的。对药物效应动力学已较为清楚的药物,如利尿剂的利尿效果、抗高血压药降低血压的作用等,并不需要常规监测血药浓度。为了使药物监测具有临床价值,必须弄清"浓度-反应"或"浓度-毒性"之间的关系。患者年龄、疾病严重度均可能影响药物浓度、有效性及毒性之间的相关性。虽然大多数药物有推荐的治疗范围,但只有有限的几种药物具有明确的药物血清浓度与效应的相关性资料。

应用血清药物浓度监测指导治疗时,应首先了解该药物的药物代谢动力学特性,以便确定用药后适当的采血时间及合理解释药物浓度和治疗反应。在治疗药物监测中,血药峰浓度通常指分布达平衡后所达到的高峰血药浓度,因为这时的峰浓度才与靶部位的药物浓度动态平衡,从而反映药理效应强度。因此,用药时间与推荐的"高峰"取血样时间有一定的间隔。此外,许多药物的药物代谢动力学和药物效应动力学受生物节律的影响,这种时间节律对药物分布的影响也是临床确定合适的给药时间和采血监测时间应考虑的问题。

二、小儿药物治疗的影响因素

小儿药物治疗的特点受体液的 pH、细胞膜的通透性、药物与蛋白质的结合程度、药物在肝脏内的代谢和肾脏排泄等多种因素的影响。

(一)年龄对药物胃肠道吸收的影响

血管外使用的药物在进入全身循环并分布到作用部位前,必须穿过许多生物膜从而影响其吸收率。虽然一些益生菌不被吸收,一些营养成分可通过原发性主动转运和单纯扩散而吸收,但大多数药物在胃肠道经过继发性主动转运而吸收。患者的一些重要因素可影响胃肠道吸收药物的速率和吸收量,如消化道 pH、有无胃内容物及其种类、胃排空时间、胃肠动力情况等。这些过程均与儿童的年龄因素有关,而且具有高度变异性。在口服用药时应考虑下列因素:新生儿的胃液分泌、肠蠕动和胆汁分泌功能均较婴儿或儿童低下,胃排空时间较短;婴儿和儿童的胃液分泌、肠蠕动和胆汁分泌功能正常,胃排空时间增加。尽管这些脏器的功能、容量有一个逐渐成熟的过程,但大多数口服药物的生物利用度在新生儿与小婴儿身上还是很好的。因此,不论什么时间,如有可能均应首选口服用药途径。口服法是最常用的给药方法,幼儿一般用液体制剂如糖浆剂、合剂、冲剂等较合适,也可将药片捣碎后加糖水吞服,年长儿可用片剂、药丸或胶囊剂。小婴儿喂药时最好将小儿抱起或头略抬高,以免呛咳将药吐出。病情需要时可采用鼻饲给药。

(二)肌内注射和经皮给药及影响因素

除口服外,另一种血管外用药途径是肌内注射。肌内注射法一般比口服法奏效快,对有明显呕吐等胃肠道用药不耐受者尤其适用。肌内注射的药物一般应当是水溶性的,以防沉淀导致药量减少及减慢注射部位药物的吸收,避免吸收不规则。药物的脂溶性有利于药物向毛细血管扩散,为确保吸收入血液循环,应保证有适当的局部血液灌注。在危重患儿,由于心排血量下降,局部灌注不良,可影响药物的吸收。但肌内注射药物对小儿刺激大,常引起局部疼痛,肌内注射次数过多还可造成硬结,注射部位不当会引起局部臀肌挛缩、影响下肢功能等,临床应考虑这些问题。

皮肤是各种治疗药物和环境化学物质吸收的另一种重要器官。一种药物经皮肤吸收的量与皮肤水化程度呈正相关,而与角化层的厚度呈负相关。足月新生儿的皮肤作为一种功能性屏障虽比早产儿皮肤更有效,但其体表面积和体重之比比成人大3倍。因此,同样一种药物经皮肤应用,吸收入血液循环的药物量(生物利用度),在新生儿比成人高3倍。如皮肤血液灌注良好,表面用药可成为新生儿用药的一种重要途径。皮肤外用药以软膏为多,也可用水剂、混悬剂、粉剂、贴剂或贴片等。要注意小儿用手抓摸药物,误经皮肤入眼或经口吸收容易发生意外。

(三)静脉给药及影响因素

静脉给药是肠道外给药的最常用方法,能迅速达到有效血药浓度,对半衰期短的药物(如血管活性药物)可进行较灵活的剂量调节,尤其适用于病情严重的患儿需迅速给药、昏迷或呕吐不能服药、消化道疾病不易吸收药物时。一般认为静脉给药迅速、完全,但并不一定恰当。静脉输入有效剂量所需时间取决于若干因素:静脉输入液体速度、药物稀释容量、静脉输液系统对药物的吸附等。由于大多数标准静脉输液系统包括延伸管都是为成人设计的,长度较长且容量较大,因此,相对来说,无效腔较大。如婴儿、儿童输液速度较慢,可引起明显的输入滞后。可采取几个步骤来减少婴儿、儿童的静脉给药问题,包括记录总给药时间;记录用于输液管道和静脉给药的液体的容量与成分;间歇静脉注射药物的稀释和输注容量标准化;避免将输液管与其他同时输注但不同速度的液体混合连接;优先使用较大内径的静脉内置管;将液体挂在相对特定高度;应用低容量延伸管等。

(四)其他方法

新生儿应用肺表面活性物质需通过气管内给药。小儿雾化吸入药物在临床较常用。灌肠法小儿采用不多,可用缓释栓剂。含剂、漱剂则很少采用。

第三章

神经系统常见病

第一节 小 儿 癫 痫

一、流行病学

我国癫痫的年发病率为 30/10 万,以此推断,每年我国新发癫痫在 40 万例左右;我国癫痫的患病率一般在 4‰～7‰,由此推算,我国应有 600 万左右的癫痫患者。据世界各国流行病学调查,癫痫发病率差异很大,多数结果表明癫痫的年发病率为(24～53)/10 万,多数发展中国家癫痫发病率高于发达国家;世界卫生组织估计,全球大约有 5 000 万癫痫患者。

我国儿童癫痫年发病率的报道较少,多数儿童病例在 10 岁之前发病,其中出生后第 1 年发病率最高,随着年龄的增长,发病率有所下降。加拿大资料显示,1 岁内癫痫发病率为 118/10 万,1～5 岁组发病率降至 48/10 万,11～15 岁降至 21/10 万。所以,癫痫是世界范围的常见病和多发病,也是小儿神经系统的常见病。

二、病因

癫痫的病因复杂多样,构成癫痫发作的因素包括遗传因素、脑内致痫性损伤因素及诱发性因素等,不同年龄往往有不同病因。在临床上通常分为以下 3 类。

(一)特发性

特发性又称原发性,是指除存在或者可疑的遗传因素以外,找不到其他病因,往往有年龄特点,预后良好。原发性癫痫可表现为全身性发作或部分性发作,但全身性癫痫的遗传性因素高于部分性癫痫。脑电图背景波正常,呈特定部

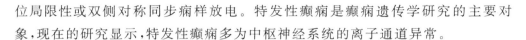

位局限性或双侧对称同步痫样放电。特发性癫痫是癫痫遗传学研究的主要对象,现在的研究显示,特发性癫痫多为中枢神经系统的离子通道异常。

(二)症状性

症状性癫痫是指能找到明确病因的癫痫,包括脑结构异常或者影响脑功能的各种因素。小儿症状性癫痫常见病因有脑发育异常,如脑回畸形及灰质异位;各种原因导致的脑损伤,如围生期损伤、中枢神经系统感染、头部外伤、中毒、水和电解质紊乱、内分泌功能紊乱、低血糖、维生素缺乏等;脑血管病变,如颅内出血、血管内膜炎、血栓、梗死和血管畸形等;另外一些与遗传有关的代谢性疾病及综合征常合并癫痫,如神经皮肤综合征、线粒体脑病及假性甲状旁腺功能减退等均可有癫痫发作。这类癫痫可有多种形式的临床发作表现,脑电图背景波多异常,并有大量的痫样发电。

(三)隐源性

隐源性即可能为症状性。尽管临床的某些特征提示为症状性,但以目前的认识水平或检查的手段尚未发现病因。随着医学的进步与检查手段的不断发展和丰富,能够寻找到病因的癫痫病例越来越多。

三、发病机制

癫痫的发病机制虽然有许多进展,但没有一种能解释全部的癫痫发作,多数认为不同癫痫有着不同的发病机制。神经元的高度同步化放电是癫痫发作的特征,其产生的条件涉及生化、免疫及遗传等方面的变化。

(一)生化方面

引起神经元去极化而发生兴奋性突触后电位的兴奋性氨基酸(谷氨酸、天冬氨酸及其受体激动剂 N-甲基-D-天冬氨酸等)活力增加;引起神经元超级化而发生抑制性突触后电位的抑制性氨基酸(γ-氨基丁酸、牛磺酸、甘氨酸、5-羟色胺及去甲肾上腺素等)活力减弱,γ-氨基丁酸受体减少均可使细胞兴奋性增强;脑部活性自由基(O_2^-、OH^-、H_2O_2 及 NO 等)含量增多对机体细胞的毒性作用;钙通道开放导致 Ca^{2+} 异常内流及细胞内 Ca^{2+} 结合蛋白减少等,使细胞内 Ca^{2+} 积蓄,造成细胞坏死。Ca^{2+} 向细胞内流是癫痫发作的基本条件。

(二)免疫方面

免疫方面的异常,如细胞免疫功能低下、体液免疫中 IgA 等的缺乏、抗脑组织抗体的产生均是癫痫发作的潜在原因。

(三)遗传方面

遗传因素是导致癫痫,尤其是经典的特发性癫痫的重要原因。分子遗传学研究发现,大部分遗传性癫痫的分子机制为离子通道或相关分子的结构或功能改变。到目前为止,部分单基因及多基因遗传性癫痫的致病基因已明确。

四、临床表现

(一)部分性发作

部分性发作的脑电图异常放电局限在脑某一部位或从某一局部开始。发作时不伴意识障碍为简单部分性发作,伴有意识障碍为复杂部分性发作。部分性发作也可泛化为全面性发作,而且脑电图由局部放电演变为全脑性放电。

1.简单部分性发作

发作开始意识多不丧失,最初发作表现可反映癫痫起源的脑区。

(1)运动性症状:①仅为局灶性运动症状,多为阵挛性发作,任何部位都可以出现局灶性抽搐。②杰克逊发作,即发作从一侧口角开始,依次波及手、臂和肩等。③偏转性发作,眼、头甚至躯干向一侧偏转。④姿势性发作,表现为某种特殊姿势,如击剑样姿势。⑤抑制性运动发作,发作时动作停止,语言中断,意识不丧失。⑥发音性发作,表现为重复语言或言语中断。⑦半侧发作。

(2)感觉症状:①躯体感觉性发作(麻木及疼痛等)。②特殊感觉异常(视、听、嗅和味)及幻觉。③眩晕性发作。

(3)自主神经性症状:胃部不适症状、面色苍白、冷汗、心悸、立毛肌收缩以及瞳孔散大等。

(4)精神症状:常见于复杂部分性发作,包括认知障碍、记忆力障碍、情感问题(恐惧和愤怒)、错觉(视物变大和变小)及幻觉。

2.复杂部分性发作

患者有意识障碍、发作性感知觉障碍及梦游状态等。常有"自动症",是意识障碍下的不自主动作,表现为口咽自动症、姿势自动症、手部自动症、行走自动症和言语自动症。复杂部分性发作可从单纯部分性发作开始,随后出现意识障碍,也可从开始即有意识障碍。可见于颞叶或额叶起源的癫痫。脑电图在发作时有颞、额区局灶性放电。

3.部分性发作继发为全身性发作

小婴儿部分性发作时由于难以确定婴儿发作时的意识水平,往往表现为以下几方面:①反应性降低,动作突然减少或停止,无动性凝视或茫然,有人称为

"颞叶假性失神"或"额叶失神",但不是真正的失神发作。②自动症,常见为口部的简单自动症(如咂嘴、咀嚼、吞咽及吸吮等较原始的动作);或躯干肢体无目的不规则运动,与正常运动很相似。③自主神经症状,呼吸暂停、呼吸节律改变、发绀、面色苍白、皮肤潮红、流涎及呕吐。婴儿自主神经症状较年长儿为多,年长儿很少以自主神经症状作为主要表现的发作。④惊厥性症状,表现为眨眼、眼球震颤或口角抽动、扭转或姿势性强直、局部肢体轻微阵挛,与年长儿相比,发作较轻。

2001 年的癫痫发作分类不同于 1981 年的发作分类,要点如下:①将癫痫发作分为自限性和持续性,在这两种发作的范畴内又分为全面性和局灶性两类。②在局灶性发作中不再分为单纯性和复杂性。③在局灶性感觉性发作及局灶性运动性发作中不再承认有自主神经症状,自主神经症状多为癫痫发作伴随现象。④发作的类型明显增多。

(二)全身性发作

全身性发作的患者常有意识障碍,运动性症状是对称性的,脑电图上表现两侧大脑半球广泛性放电。

1.强直-阵挛性发作

发作时突然意识丧失,瞳孔散大,全身肌肉强直或阵挛或强直-阵挛性收缩。强直发作以肌群持续而强烈地收缩为特征,肢体躯干固定在某个姿势 5～20 秒。有时表现为轴性强直,头、颈后仰,躯干极度伸展呈角弓反张;有时表现为"球样强直发作",低头、弯腰、双上臂举起及屈肘,持续 2～3 秒,站立时发作会摔倒;有时表现为轻微的强直发作,眼球上转、眨眼或眼球震颤,称为强直性眼球震颤。阵挛发作是指肢体及躯干呈有节律性重复地收缩。强直-阵挛性发作是指强直期后,逐渐演变为阵挛期,最终结束发作。脑电图特征表现为背景活动正常或非特异性异常,发作间期异常波在两半球可见棘波、尖波、棘慢波和多棘波等;发作期脑电图强直期以 10～20 Hz 节律性棘波发放开始,波幅渐高而频率渐慢;发作结束后可见弥漫性慢波活动,逐渐恢复背景活动。

2.肌阵挛发作

肌阵挛发作表现为某个或某组肌肉或肌群快速有力地收缩,不超过 0.2 秒,抽动后肢体或躯干立即恢复原来的姿势(状态),屈肌比伸肌更易受累,上肢明显。婴儿期肌阵挛的特点有 2 种:①全身性粗大肌阵挛,表现为躯干、颈部及四肢近端突然猛烈抽动,动作幅度大、呈孤立的或连续的。脑电图表现为高波幅、多棘慢波爆发,或突然广泛低电压。②散在游走性肌阵挛,表现为四肢远端、面部小组肌群幅度较小的抽动,为多部位游走性,脑电图为持续性弥漫性慢波多灶性棘波、尖波。

3.失张力发作

失张力发作表现为突然发生的肌张力降低或丧失,不能维持原来的姿势,导致突然跌倒或姿势不稳。有时发作时间短暂,在未摔倒在地时意识已恢复,可立即站起;长时间的失张力发作可持续一至数分钟,表现为全身松软、凝视,但无运动性症状。脑电图发作间期和发作期可表现为全导棘慢波或多棘慢波发放;发作期还可表现为低波幅或高波幅快活动和弥漫性低电压。

4.失神发作

失神发作分为典型失神和不典型失神。典型失神主要见于儿童失神癫痫和青少年失神癫痫;不典型失神主要见于 Lennox-Gastaut 综合征,也可见于其他癫痫综合征。

(三)癫痫综合征

不同年龄段常见癫痫综合征的诊断要点如下。

1.良性家族性新生儿惊厥

良性家族性新生儿惊厥为常染色体显性遗传,往往有惊厥家族史。生后2～3天内发病,惊厥形式以阵挛为主,可以表现为某一肢体或面部抽动,也可表现为全身阵挛;少数表现为广泛性强直。有时表现为呼吸暂停,发作频繁,发作持续时间较短。从病史及体格检查中找不到病因,脑电图无特殊异常,生化检查及神经影像学检查均正常。预后良好,多于 1～2 个月内消失,10％～14％的小儿转为其他类型癫痫。

2.良性新生儿惊厥

本病遗传不明显。90％的病例在生后 4～6 天内发病,其中又以生后第 5 天发病最多。男孩略多于女孩。本病病因不太清楚,无代谢异常。惊厥多表现为阵挛发作,有时伴有呼吸暂停,发作频繁,有时可呈癫痫持续状态。脑电图在发作间期常可见尖型 θ 波。本病预后良好,现在认为不需要诊断癫痫。

3.早发性肌阵挛脑病

生后第 1 天或数天以内起病,主要表现为难治性频繁的肌阵挛发作,脑电图也表现为暴发抑制波形。本病可能与遗传代谢障碍有关,而无明显的神经影像学异常。本病预后不良,多数早期死亡。

4.早期婴儿型癫痫性脑病

生后 3 个月以内发病,多在 1 个月之内起病。主要为强直痉挛性发作,脑电

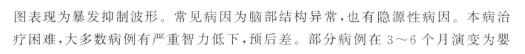

图表现为暴发抑制波形。常见病因为脑部结构异常,也有隐源性病因。本病治疗困难,大多数病例有严重智力低下,预后差。部分病例在 3～6 个月演变为婴儿痉挛的临床与脑电图特征。

5.婴儿痉挛

婴儿痉挛又称为 West 综合征,是较常见的严重的癫痫综合征。患儿多在 3～10 个月发病,临床以频繁的强直痉挛发作为特征,可分为屈曲型、伸展型及混合型。屈曲型表现为点头、弯腰、屈肘及屈髋等动作。伸展型表现为头后仰、两臂伸直及伸膝等动作。混合型表现为部分肢体为伸展,部分肢体为屈曲。脑电图表现为高度失律,各导联见到不规则、杂乱、不对称、高波幅慢波、棘波、尖波及多棘慢波。引起本病的继发性原因多种多样,如脑发育障碍所致的各种畸形、宫内感染、围生期脑损伤、核黄疸、免疫缺陷、代谢异常、生后感染、窒息及染色体异常等因素,均可引起本病。其中,10% 为结节性硬化。本病常合并严重的智力倒退或运动发育落后,多数患儿转变为其他形式的发作。

6.婴儿良性肌阵挛癫痫

6 个月至 2 岁间发病,患儿神经发育正常;发作表现为全身肌阵挛;脑电图在发作期表现为弥漫性棘慢波或多棘慢波,发作间期常无异常放电;预后良好。

7.婴儿重症肌阵挛癫痫

一般在 5～6 个月时出现第一次惊厥,往往伴有发热或在惊厥前有感染或预防接种史,初起发作形式为阵挛或强直-阵挛,以后才呈肌阵挛发作,形式多样,可为全身抽动或某个肢体抽动,发作时常摔倒。自惊厥开始后,智力及语言发育逐渐落后或共济失调。脑电图第一年往往正常,第二年后出现弥漫性棘波、棘慢波或多棘慢波。本病治疗困难,不易控制发作。

8.Lennox-Gastaut 综合征

1～8 岁发病,临床发作形式多样是本综合征的特点,如强直发作、不典型失神、失张力发作和肌阵挛发作,患儿可同时存在几种发作形式,也可由一种形式转变为另一种形式。脑电图在发作间期表现为全导 0.5～2.5 Hz 的棘慢波。2/3 的病例可发现脑结构的异常或在惊厥前已有精神运动发育落后的表现。本综合征预后不良,治疗困难。

9.肌阵挛-站立不能发作癫痫

肌阵挛-站立不能发作癫痫又称 Doose 综合征,存在遗传因素。多在 5 岁以内发病,男孩明显多于女孩。临床发作以肌阵挛-站立不能发作为特征性表现,表现为点头、弯腰及两臂上举,常有跌倒,不能站立。脑电图在发作期或发作间期均可见到不规则棘慢波或多棘慢波,背景波正常。多数病例治疗效果较好。

10.儿童良性癫痫伴有中央-颞区棘波

小儿癫痫中常见的一种类型,多在 5～10 岁发病,本病与遗传有关,往往有癫痫家族史。发作多在入睡后不久或清醒前后发生。表现为口咽部感觉异常及运动性发作,随后出现半侧面部肌肉抽搐及同侧上下肢抽动,有时可发展为全身性抽动。10%～20%的患儿仅有一次发作,另有 10%～20%病例发作频繁。本病体格检查神经系统正常,智力正常。神经影像学检查正常。大部分患儿脑电图背景活动正常,在中央区或中央颞区出现棘波或尖波,随后为低波幅慢波,可单独出现或成簇出现。异常放电在入睡后增加,大约 30%患儿仅在入睡后出现。本病预后良好,青春期后大多停止发作。

11.具有枕区放电的小儿癫痫

发病年龄多见于 4～8 岁,男孩略多于女孩。可在清醒或入睡时发作,惊厥表现为半侧阵挛发作或扩展为全身强直-阵挛发作。惊厥前部分患儿出现视觉症状,如一过性视力丧失,视野出现暗点及幻视等。1/3 的病例发作后有头痛、恶心及呕吐。脑电图在发作间期表现为枕部和后颞部出现一侧或双侧高波幅棘波或尖波,这种异常放电在睁眼时消失,闭眼后 1～20 秒重复出现。

12.获得性失语性癫痫

获得性失语性癫痫又称为 Landau-Kleffner 综合征,4～7 岁发病最多,男孩多于女孩,发病前语言功能正常,听觉失认为特征,失语表现为能听见声音,但不能理解语言的含意,逐渐发展为语言表达障碍。大约有一半患者首发症状是失语,另 1/2 的患者首发症状为惊厥,惊厥为部分性发作或全身性发作;有 17%～25%患儿没有惊厥发作;2/3 的患者有明显的行为异常。脑电图背景波正常,一侧或双侧颞区有阵发性高幅棘波、尖波或棘慢波,睡眠时异常放电明显增多。本病预后表现不一,大多能控制惊厥发作,发病年龄小的患儿语言恢复困难。

13.慢波睡眠中持续棘慢波的癫痫

慢波睡眠中持续棘慢波的癫痫发病为年龄依赖性,多在 3～10 岁发病,临床上存在获得性认知功能障碍,80%～90%的患者有部分性或全面性发作。脑电图呈现慢波睡眠中持续性癫痫样放电。多伴有全面的智力倒退。

14.儿童失神癫痫

儿童失神癫痫多于 4～8 岁起病,6～7 岁发病最多,女孩多于男孩。失神发作表现为突然发生的意识丧失,两眼凝视前方,停止正在进行的活动,持续数秒到 1 分钟后意识恢复,发作频繁,每天数次至数十次。脑电图表现为双侧对称、

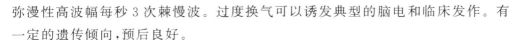

弥漫性高波幅每秒 3 次棘慢波。过度换气可以诱发典型的脑电和临床发作。有一定的遗传倾向,预后良好。

15.青少年失神癫痫

青少年失神癫痫在青春期左右发病,7～17 岁起病,发病年龄高峰在 10～12 岁,男女性别无差异,失神发作频率较少,不一定每天均有发作,多伴有全身强直-阵挛发作。脑电图表现为对称的棘慢波,每秒 3.5～4.0 次,额部占优势。本病治疗反应好。

16.少年肌阵挛癫痫

少年肌阵挛癫痫在青春期前后发病,男女性别无大差异。本病有明显的遗传因素,基因定位报道在染色体 6p21.2、15q14 及 8q24。发作时主要表现为肌阵挛,突然发生肩外展、肘屈曲、屈髋、屈膝及跌倒,常伴膈肌收缩,发作多在醒后不久发生。也可能为单个的发作或重复发作,最后转为全身强直-阵挛发作。脑电图为弥漫的每秒3～6次的棘慢波或多棘慢波。大部分患者服药能控制发作,有时需终生服药。

17.觉醒时全身强直-阵挛癫痫

觉醒时全身强直-阵挛癫痫多发生在 10～20 岁,16～17 岁为高峰,本病有遗传倾向,大约 10% 的病例有癫痫家族史。发作多在醒后 1～2 小时内发生,包括半夜醒来或午睡醒后发作,表现为全身强直-阵挛发作,有时也可合并失神或肌阵挛发作。脑电图可见弥漫性异常放电,表现为棘慢波或多棘慢波。有时需描记睡眠到清醒时脑电图才能明确诊断。

18.肌阵挛性失神癫痫

肌阵挛性失神癫痫多有遗传背景,目前多考虑特发性的原因。出生后数月至青春期都可发病,发病高峰在 7 岁左右,以肌阵挛性失神为特征性表现,常伴有强直性收缩。对药物治疗反应较差。

19.Rsmussen 综合征

Rsmussen 综合征是一特殊的、主要影响一侧大脑半球,伴有难治性部分性癫痫、进行性严重认知障碍与偏瘫,神经影像学检查早期正常,以后出现一侧大脑半球进行性萎缩,脑电图呈现背景活动不对称慢波活动,一侧为主的癫痫样放电。发病可能与感染及自身免疫异常有关。可接受手术治疗。

20.全面性癫痫伴热性惊厥附加症

全面性癫痫伴热性惊厥附加症为常染色体显性遗传,是一种多个基因受累的单基因遗传癫痫。与其他癫痫综合征不同,全面性癫痫伴热性惊厥附加症需要家族背景的基础才能做出诊断。家族成员中存在热性惊厥或多种发作形式，如热性惊厥附加症、失神发作、肌阵挛发作及部分性发作等，每个受累者可以有一种或多种发作形式。预后良好。

21.边缘叶癫痫和新皮层癫痫

内侧颞叶癫痫为边缘叶癫痫，外侧颞叶癫痫、额叶癫痫、顶叶癫痫及枕叶癫痫属于新皮层癫痫。表现为相应部位相关的部分性发作的症状学与不同部位的癫痫样放电。

（四）癫痫持续状态

癫痫持续状态是指癫痫发作持续 30 分钟以上，或反复发作，且发作间期意识不能恢复。任何一种类型的癫痫发作都会发生癫痫持续状态。癫痫持续状态可能的原因和诱因包括脑外伤、颅内占位性病变、中枢感染、中毒及代谢性疾病等。抗癫痫药物应用不当、睡眠剥夺、药物戒断综合征、服用过多药物或高热为常见诱因。

1.惊厥性癫痫持续状态

惊厥性癫痫持续状态指阵发性或连续强直和（或）阵挛运动性发作，意识不恢复者伴有两侧性脑电图的痫性放电，持续时间超过 30 分钟。全身性惊厥持续状态往往是儿科急症，全面性强直-阵挛性发作、阵挛性发作、强直性发作及肌阵挛发作均可为癫痫持续状态；部分性惊厥发作也可呈局灶性惊厥癫痫持续状态。

2.非惊厥性癫痫持续状态

非惊厥性癫痫持续状态指持续发作的不同程度意识障碍、认知与行为异常，不伴有惊厥发生的脑功能障碍，伴有脑电图监护异常，持续时间＞30 分钟者。占各类癫痫持续状态的 19%～25%。非惊厥性癫痫持续状态主要包括典型失神性癫痫状态、非典型失神癫痫状态或精神运动性癫痫状态，可由全身性与部分性发作发展而来，其共同的特点为意识模糊、精神错乱及行为的改变，发作期脑电图脑电背景活动变慢，同时伴有痫性放电，而发作间期脑电图脑电活动增快。临床易误诊。非惊厥性癫痫状态可导致永久性认知和记忆功能障碍。

五、诊断

完整全面的癫痫诊断：发作期症状、发作类型与综合征的确定，以及明确癫痫的病因，进行儿童发育评估与神经系统功能评价。此外，对反复发作性症状的患儿，还应根据临床及脑电图检查鉴别其他非癫痫发作的疾病，如屏气发作、睡眠障碍、晕厥、习惯性阴部摩擦、多发性抽动及心因性发作等。

（一）临床资料

癫痫的诊断主要结合病史和临床表现，临床表现多具有突然发生、反复发作及自行缓解的特点。现病史应详细了解发作的特征，包括发作前诱因、先兆症状、发作的部位、发作的性质、发作的次数、发作时的意识情况和发作后的状况，以及既往发作史和用药史、家族史、发育里程的询问等。体格检查包括全身情况，特别是寻找与癫痫发作病因有关的特征，如特殊的外貌、皮肤各种色素斑及神经系统异常体征。

（二）脑电图检查

脑电图检查对癫痫的诊断和分类有很大价值，可出现各种阵发性活动，如尖波、棘波、尖慢波、棘慢波、多棘波及多棘慢波等。一般常规脑电图阳性率接近50％左右；加上过度换气、闪光刺激及睡眠脑电图诱发试验，可提高 20％阳性率；一些多功能脑电图描记仪可使之阳性率提高至 85％以上。做脑电图时注意，原服的抗癫痫药物不需停用，以免诱发癫痫发作；脑电图阴性也不能完全排除癫痫，但仅有脑电图的痫样放电而无临床发作不能诊断为癫痫。

（三）辅助检查

各种实验室检查或神经影像学检查帮助寻找癫痫的病因和评价预后。

（1）必要的实验室检查如血生化检查（血钙、血糖、电解质及其他生化物质等）、脑脊液检查、先天性遗传及代谢疾病筛查、血液与尿液筛查试验、神经免疫功能检查、染色体分析和基因定位检查、皮肤及肌肉活体组织检查。

（2）影像学检查如头颅计算机体层成像（computer tomography，CT）、磁共振成像（magnetic resonance imaging，MRI）、磁共振血管成像（magnetic resonance angiography，MRA）及数字减影血管造影（digital subtraction angiography，DSA）了解脑部结构异常；正电子发射体层成像（positron emission tomography，PET）及单光子发射计算机体层成像（single photon emission computed tomography，SPECT）了解大脑功能改变及帮助癫痫定位；功能性磁共振成像（functional magnetic resonance imaging，fMRI）、脑磁图（magnetoencephalography，MEG）等检查，可帮助了解脑的结构与功能的关系。

（四）神经系统功能评价

在儿童癫痫的诊断中还应关注神经系统其他方面异常的诊断及全身各系统并发疾病的诊断。

（1）发育商及智商的评估：了解有无精神运动发育迟缓。

（2）各种诊断量表,如社会生活能力、儿童行为、情绪障碍及记忆量表等测定,可帮助发现心理及行为认知问题。

（3）语言评估:有无言语延迟、发育性言语困难、发音或构音障碍。

（4）视听觉功能检查:视力、视野、视觉诱发电位、听力测试,以及耳蜗电位图等可帮助发现感知障碍。神经系统功能评价可以为临床干预治疗提供指征。

六、治疗

癫痫的治疗目的是控制癫痫发作,提高患儿生活质量。正确的诊断是合理治疗的前提。癫痫的综合治疗包括药物治疗(以抗癫痫药物治疗为主)和非药物治疗(预防危险因素、心理治疗、外科治疗、酮源性饮食治疗及病因治疗等)。

(一)抗癫痫药物治疗

抗癫痫药物是控制发作的主要手段,癫痫药物治疗的原则如下。

1.尽早治疗

一旦诊断明确,宜尽早治疗,一般反复发作 2 次以上可给予抗癫痫药物治疗,但对初次发作呈癫痫持续状态或明显有脑损害的病例应即刻开始规则用药。

2.根据发作类型选药

目前,药物选择主要根据癫痫的发作类型或癫痫综合征的类型选药,不合适的选药可能加重癫痫发作。

3.提倡单药治疗

尽量采用单一的抗癫痫药物,80％的病例单药治疗满意,剂量从小至大,逐渐达到有效治疗剂量,特别是卡马西平、氯硝西泮、扑痫酮及新的抗癫痫药(拉莫三嗪、妥吡酯)等。此方法可减少药物的不良反应。

4.剂量个体化

同一发作类型或同一药物因个体而异,其治疗剂量应从小剂量开始,结合临床效应,做个体化的精细调整。此外,根据药物的半衰期合理安排服药次数,评价达到稳态血药浓度的时间。

5.换药需逐步过渡

当原有抗癫痫药物治疗无效,需换另一种新的抗癫痫药物时,两药交替应有一定时间的过渡期,逐渐停用原来的药物,避免癫痫复发或出现癫痫持续状态。血药浓度监测主要用于治疗不满意病例和联合用药病例。

6.注意药物相互作用

10％～15％的癫痫患者对单药治疗无效,需联合两种或数种药物合并治疗。

联合用药时应注意药物间的相互作用,如肝酶诱导剂有苯妥英钠、卡马西平、苯巴比妥及扑痫酮;肝酶抑制剂有丙戊酸钠,联合用药或从合用方案中撤除某一药物可引起错综复杂的血药浓度的变化,了解药物之间的相互作用对指导癫痫治疗及调整药物剂量十分重要。

7.疗程要长,停药要慢

一般停止发作后需继续服用3~4年,脑电图监测正常后,经过1~2年逐渐减药至停药。若正值青春发育期,最好延迟至青春期以后停药。当然,不同病因、不同发作类型的癫痫服药疗程则不相同:失神发作控制后1~2年;新生儿癫痫控制后半年;脑炎、脑外伤继发癫痫,发作停止后1年;复杂部分性、失张力性发作或器质性病变引起全身性大发作者3~4年。

8.注意抗癫痫药物不良反应

定期随访,定期检测肝、肾功能和血药浓度,熟悉各种药物的不良反应。

(二)预防复发

寻找患者癫痫的病因和诱发因素,应避免各种诱发因素,如感染、外伤、过度兴奋、睡眠剥夺及有害的感光刺激等,减少癫痫复发的概率。

(三)外科治疗

其适应证主要是长期药物治疗无效的难治性癫痫及症状性部分性癫痫。近年来,术前定位及术后评价得到迅速发展。掌握手术的适应证并进行术前各种检查,如通过脑电图、硬膜下脑电图、SPECT、PET明确异常的部位和癫痫的起源;通过头部CT及MRI明确脑部结构改变。特别是新进开展的FMRI和IAP检查,既可帮助判断病灶的位置,还可确定脑部重要的皮层功能,对于手术的选择很有帮助。常见手术种类有大脑半球切除术、皮层切除术、胼胝体切除术、立体定向手术及颞叶切除术等,以达到切除病灶或阻断癫痫放电通路的目标。术后评估甚为重要,除观察临床发作外,还要进行神经心理测定,以及观察儿童生长发育情况。

(四)癫痫持续状态治疗

惊厥性癫痫持续状态的急救治疗是防治的重点。非惊厥性癫痫持续状态虽不会导致危及生命的全身并发症,但临床仍应积极处理,可用氯硝西泮等治疗。

(五)其他治疗

(1)对于难治性癫痫患者还可使用非抗癫痫药物辅助治疗。钙通道阻滞剂(尼莫地平和氟桂利嗪)可以抑制Ca^{2+}内流,保护受损神经细胞,同时可预防血管痉挛及防治其引起的脑局部缺血缺氧。自由基清除剂及维生素 E 具有稳定细胞膜的作用。根据癫痫的神经免疫损伤机制,有人主张静脉注射丙种球蛋白治疗婴儿痉挛与 Lennox-Gastaut 综合征[0.4 g/(kg•d)×5 天/疗程],已取得一定疗效。

(2)此外,部分癫痫患儿伴有不同程度的脑损害,对癫痫小儿发育迟缓、心理障碍、行为异常及学习教育的研究已成为日渐关注的问题。针对运动、语言及智力障碍患儿进行早期康复训练;开展特殊教育及社会关爱活动,以最大限度地发挥孩子的潜能,提高癫痫儿童的生活质量。

第二节 小 儿 惊 厥

惊厥是由多种原因所致的暂时性脑功能障碍。患儿大脑运动神经元异常放电,导致全身或局部肌肉出现强直性或阵挛性抽搐,伴有不同程度的意识障碍。5%～6%的小儿曾有过一次或多次惊厥,其中以热性惊厥和癫痫最常见。

一、病因

(一)热性惊厥

1.颅内感染性疾病

(1)细菌性脑膜炎、脑脓肿、脑血管炎、颅内静脉窦炎、结核性脑膜。

(2)病毒性脑膜炎、脑炎。

(3)脑寄生虫病。

(4)真菌性脑炎。

2.颅外感染性疾病

(1)呼吸道感染:上呼吸道感染、急性扁桃体炎、各种肺炎。

(2)消化道感染:各种细菌性、病毒性胃肠炎。

(3)泌尿系统感染:急性肾盂肾炎。

(4)全身性感染和传染病:败血症、破伤风、幼儿急症、百日咳、麻疹、猩红热、伤寒等。

(5)瑞氏综合征。

（二）无热惊厥

1.颅内非感染性疾病

（1）癫痫。

（2）颅脑创伤（包括产伤、手术）。

（3）颅内出血。

（4）颅内占位性病变，如肿瘤、囊肿等。

（5）中枢神经系畸形。

（6）中枢神经系遗传性、变性及脱髓鞘性疾病。

（7）脑血管病发育异常，脑叶、沟回发育畸形。

2.颅外非感染性疾病

（1）中毒：包括有毒动物（如蛇毒等）、植物（毒蕈、桃仁、苦杏仁、荔枝、木薯、发芽马铃薯、马桑子、苍儿子、蓖麻子、地瓜子等）、药物（中枢兴奋药、氨茶碱、阿托品、抗组胺类药、异烟肼、阿司匹林、氯丙嗪等）、农药、杀鼠药（磷化锌、安妥、毒鼠强等）及 CO、煤油、汽油等。

（2）代谢性疾病：低血糖、低血钙、低血钠、低血镁、高血钠、高胆红素血症。遗传代谢缺陷：如苯丙酮尿症，半乳糖症，有机酸尿症，维生素 B_6 依赖症，脂质积累症，维生素 B_1、维生素 B_6、维生素 D、维生素 K 缺乏症，糖尿病等。

（3）心源性疾病：法洛四联症失水时易致脑血栓，肺动脉漏斗部痉挛致脑缺氧、缺血，克山病引起的脑血栓等，均可导致惊厥发生。

（4）肾源性疾病：任何肾脏疾病或泌尿道畸形导致高血压或尿毒症时均可引起惊厥。

（5）其他：每天大剂量放射治疗，接种百日咳疫苗后，出血性疾病伴颅内出血，其他全身或其他系统疾病的并发症，如系统性红斑狼疮、风湿病、肝性脑病等。

二、诊断

（一）病史

要详细了解惊厥发作的类型、持续时间、意识状态、伴随症状及发作前有无诱因，发热与惊厥的关系。医师应争取亲自观察到惊厥发作的全过程。

（二）临床特征

1.典型惊厥发作

患儿突然意识丧失，全身骨骼肌不自主、持续强直收缩，继而转入阵挛期，不同肌群交替收缩,肢体及躯干有节律地抽动,口吐白沫。发作后可入睡,醒后对发作不能回忆。

2.限局性运动发作

发作时意识不丧失,常有某个肢体或面部抽搐。

3.新生儿惊厥发作

新生儿惊厥发作可表现为轻微发作,如双眼凝视、眨眼或上翻,甚至可出现呼吸暂停,亦可表现为局部痉挛(如面部、四肢)或全身强直性发作,头后仰,角弓反张。早产儿还可见细微发作,表现为阵发性眼球转动、斜视、凝视或上翻。

4.惊厥持续状态

一次惊厥发作持续 30 分钟以上,或频繁发作连续 30 分钟以上、发作间期意识不能恢复。

(三)辅助检查

血常规、尿常规、粪便常规、血生化、脑脊液检查,以及脑电图和头部 CT 或 MRI 检查。

三、治疗

(一)一般治疗

惊厥发作时,让患儿取侧半卧位,解开衣领,避免摔倒。频繁惊厥者可用纱布包住压板放在上下磨牙之间,但不用于牙关紧闭者。注意保持呼吸道通畅,严密监测患儿生命体征。

(二)控制惊厥的药物

控制惊厥的理想药物应该具有以下作用:①能够迅速进入脑组织。②具有即刻起效的抗惊厥作用。③对意识状态或呼吸功能没有明显的抑制作用。④有长时间的抗惊厥作用,以至惊厥发作无复发。⑤能有效地阻断惊厥对运动、大脑和全身的影响作用。

1.一线药物

(1)地西泮:进入大脑迅速,止惊快,静脉给药一般 1~2 分钟生效,80% 患儿在 5 分钟内迅速止惊,作用可持续 15~30 分钟。

(2)劳拉西泮:0.06~0.10 mg/kg(<4 mg)静脉注射。静脉注射后很容易透过血-脑屏障,作用迅速,2~3 分钟起效,作用时间持续 12~48 小时。

(3)苯妥英钠:单药对癫痫持续状态的控制率为 41%~90%,不影响意识和呼吸。

（4）丙戊酸钠：本药具有广谱、耐受性好的特点，无呼吸抑制及降压的不良反应，能直肠给药。

（5）苯巴比妥钠：抗惊厥治疗有效安全，持续时间可达 6～12 小时，常与地西泮合用，可取得较好的疗效。主要缺点是呼吸抑制较强，也影响血压和意识。

2.二线用药

（1）利多卡因：该药作用快，维持时间短，但可有心血管系统的不良反应发生。

（2）磷苯妥英：目前最理想的抗惊厥新药。

（三）新生儿惊厥的治疗

1.一般处理

吸氧、保暖、细心护理、保持安静及呼吸道通畅、禁食、纠正酸碱失衡等。

2.监护

观察生命体征、神志、瞳孔、前囟变化。维持血气及 pH 在正常范围。

3.抗惊厥治疗

（1）伴低血糖：10％葡萄糖 2 mL/kg，静脉注射。然后维持静脉治疗，葡萄糖剂量最高为 8 mg/(kg·min)。

（2）无低血糖：首选苯巴比妥 20 mg/kg，静脉注射（10～15 分钟）；必要时 10～15 分钟附加 5 mg/kg 静脉注射。也可选用苯妥英钠 20 mg/kg，静脉注射 [1 mg/(kg·min)]，或劳拉西泮 0.05～0.10 mg/kg，静脉注射。维持治疗用苯巴比妥 3～5 mg/(kg·d)，静脉注射或肌内注射；苯妥英钠 3～4 mg/(kg·d)，静脉注射，3～4 天。

（3）其他：葡萄糖酸钙（5％），4 mL/kg，静脉注射；维生素 B_6 50～100 mg，静脉注射；硫酸镁（25％）0.2～0.4 mL/kg，肌内注射。维持治疗用葡萄糖酸钙 500 mg/(kg·d)，口服；硫酸镁（25％）0.2 mL/(kg·d)，肌内注射。

4.新生儿抗惊厥药物的疗程

新生儿抗惊厥药物的疗程取决于神经系统检查、惊厥的病因、脑电图检查。①新生儿期：神经系统检查已正常可停止用药；神经系统检查持续异常要寻找病因、复查脑电图，多数需要继续用苯巴比妥。停用苯妥英钠，1 个月后复查。②出院后 1 个月：神经系统检查已正常可停止用苯巴比妥；神经系统检查仍持续异常要复查脑电图，若脑电图无惊厥放电可停药。

(四)控制惊厥持续状态的用药步骤

(1)首选苯二氮䓬类药物:常用的药物是地西泮、咪达唑仑和劳拉西泮,任选一种。如不能建立静脉通道,则给予地西泮(0.5 mg/kg),直肠给药。在欧洲国家,咪达唑仑通常作为惊厥持续状态的首选苯二氮䓬类药物。咪达唑仑可肌内注射、静脉注射和直肠给药。咪达唑仑作用时间短,单次静脉注射后易复发。其从体内清除的速度快于地西泮,故而不容易蓄积。咪达唑仑静脉推注的用量为 $0.1 \sim 0.2$ mg/kg,肌内注射为 0.2 mg/kg,最大量 5 mg。目前国内推荐使用的方法是静脉推注咪达唑仑后以 $2 \sim 12$ $\mu g/(kg \cdot min)$持续泵入维持治疗。

(2)静脉注射地西泮或劳拉西泮后未能控制发作,$10 \sim 15$ 分钟后可重复 1 次。若在第 1 剂直肠用地西泮后仍未建立静脉通道,则用副醛灌肠($0.3 \sim 0.4$ mL/kg)。

(3)10 分钟后仍无效,进入第 3 步。可使用磷苯妥英,因其作用时间长,不产生呼吸抑制,也不导致意识障碍,从而优先选用。静脉注射与肌内注射均可,但静脉注射更好。磷苯妥英可快速静脉注射,且不需要再给予苯二氮䓬类药物。如果患儿惊厥持续状态停止后未在预期的时间清醒过来,应行脑电图排除非惊厥性癫痫持续状态(NCSE)。也可使用静脉用丙戊酸钠,用生理盐水稀释后静脉推注。亦可用苯巴比妥静脉注射,但要注意呼吸抑制和血压下降。

(4)开始第 3 步治疗后 20 分钟仍持续惊厥,应采用硫喷妥钠等快速诱导麻醉。全身麻醉应在 ICU 监护下进行,监测患者的血压、心率、体温和血氧饱和度,并持续脑电图和脑功能监测,随时观察麻醉下惊厥控制的情况。惊厥控制后,至少维持 24 小时,再缓慢撤药。如惊厥复发,再重新麻醉。

(五)防治脑水肿和脑损伤

(1)20%甘露醇(新生儿用小剂量)、呋塞米、地塞米松或清蛋白。

(2)改进脑细胞代谢:胞磷胆碱、脑活素、ATP、辅酶 A 等。

(六)病因治疗

根据不同病因予以治疗。

第三节　小儿脑水肿

脑水肿是儿科临床常见的危重综合征,可直接危害小儿生命中枢,甚至危及患儿生命。

一、临床分型

脑水肿的分类方法尚无统一标准,目前常用的是从病理、病程及病因角度进行分型。

(一)病程分型

从病程上将脑水肿的原因分为急性与慢性两大类。

1.急性脑水肿

儿科临床最常见的原因为感染、中毒与缺氧。

(1)急性感染:包括各种颅内感染及全身性感染,如中毒性肺炎、中毒性菌痢、败血症及瑞氏综合征等。

(2)脑缺氧或缺血:包括窒息、溺水、溺粪、急性心力衰竭或呼吸衰竭。

(3)中毒:食物中毒与药物中毒,如维生素 A、维生素 D 等可导致小儿急性脑水肿。

(4)其他:如惊厥持续状态、水及电解质紊乱、中毒、高血压脑病、颅内出血、输液或输血反应等均可导致脑水肿。

2.慢性脑水肿

(1)颅内病变:颅内肿瘤、慢性硬膜下血肿、脑脓肿、颅内寄生虫病、脑积水或颅内静脉窦栓塞等。

(2)全身性疾病:包括脑膜白血病、尿毒症、维生素 A 过量或缺乏、严重贫血、长期静脉高营养、慢性肺部感染均可致慢性脑水肿。

(二)病理分型

1.血管源性脑水肿

由于脑毛细血管内皮细胞通透性增加、血-脑屏障破坏,血管内血浆与水分大量向细胞外间隙渗漏导致脑水肿,这类脑水肿称为血管源性脑水肿,水肿以白质为主,其中星形细胞变化最明显,这是由于脑白质细胞外间隙比皮层及皮层下灰质宽大的缘故。在光镜下可见脑细胞外及血管周围间隙扩大,脑白质内结构疏松,神经纤维离断。电镜下发现血-脑屏障的改变主要为血管内皮细胞内吞饮小泡大量增多或有紧密连接的缺损而致脑水肿,脑组织松解。

血管源性脑水肿在临床上常见于脑病、脓肿、出血、梗死和脑外伤,也可见于化脓性脑膜炎。CT检查在发病后7天多数为低密度改变,之后为密度增高改变。

2.细胞毒性脑水肿

细胞毒性脑水肿是由缺氧、缺血、低钠综合征或脑炎等原因引起细胞内依靠三磷酸腺苷的钠泵功能丧失,钠离子很快积聚在细胞内,并将水分带入细胞内而产生细胞中毒性脑水肿,这种脑水肿可为局限性,亦可呈弥散性分布,通常脑灰质、脑白质同时受累。在光镜下,脑组织所有的细胞成分,如神经元、毛细血管内皮细胞与星形胶质细胞均肿胀,尤以后者肿胀明显。在电镜下星形胶质细胞呈絮状,线粒体肿胀,足突明显肿胀或破裂融合成大片水肿区,在脑水肿晚期可见神经元坏死,出现裸核。在CT检查中,细胞毒性脑水肿以弥散性水肿多见,脑室普遍窄小,呈小脑室改变,脑灰质与脑白质界面模糊或消失,即CT上见脑灰质密度低于或等于脑白质,为密度反转。

3.间质性脑水肿

任何原因所致的脑室系统或蛛网膜下腔脑脊液循环障碍,脑室压力升高与通透性增加,脑脊液经室管膜流向脑室周围白质,以脑室周围白质水肿为主的一种脑水肿类型,称为间质性脑水肿,又称为脑积水性脑水肿。此型中最典型的为阻塞性脑积水。在脑积水早期可见到室管膜上皮细胞变扁,室管膜下层的脑组织稀疏,轴索、胶质细胞和神经细胞分离,星形细胞肿胀,随着室管膜细胞病变加剧,水肿亦日益明显。在CT和MRI检查上显示脑室扩大,脑室周围水肿在CT上呈带状低密度灶。MRI上呈长T_1和长T_2带状信号异常区。长时间间质性脑水肿可导致脑白质脱髓鞘和胶质细胞增生等改变,最后导致脑萎缩。

(三)病因分型

根据病因不同可将小儿脑水肿分为感染性脑水肿、缺氧缺血性脑水肿、中毒性脑水肿、外伤性脑水肿等。

1.感染性脑水肿

因各种急性感染性疾病引起毒血症所导致的脑水肿,包括颅内感染如脑炎、脑膜炎、中毒性脑病,以及颅外感染如中毒性肺炎、中毒性菌痢、败血症等。此种脑水肿在儿科最常见,开始以血管源性脑水肿为主,也常同时发生细胞毒性脑水肿或脑积水性脑水肿,即已发展为混合性脑水肿,后者见于部分严重化脓性脑膜炎及结核性脑膜炎。国内学者应用伤寒内毒素颈内动脉注射,制成感染性脑水肿模型。10 分钟处死的兔已有血-脑屏障的破坏,表现为脑组织蓝染。6 小时处死者蓝染加深。脑含水、钠的量显高于对照组,且电镜观察有血-脑屏障损伤与细胞肿胀,证明已发展成为混合性脑水肿。

2.缺氧缺血性脑水肿

缺氧缺血性脑水肿是细胞毒性脑水肿最常见的原因,儿科临床多见于新生儿窒息、严重肺炎与颅内高压症等,此型脑水肿以细胞毒性水肿开始,后期出现血管源性水肿,亦属于混合性脑水肿。

3.中毒性脑水肿

一些食物、毒物或药物的毒性均可引起小儿中毒而致脑水肿。有机磷农药可抑制体内胆碱酯酶,使体内乙酰胆碱大量蓄积,从而导致惊厥、昏迷及脑水肿。食用有毒蕈、白果、发芽的马铃薯后可引起中毒,发生惊厥、脑水肿。此外,维生素过量或对维生素过敏均可致小儿脑水肿与颅内压增高。

4.外伤性脑水肿

外伤性脑水肿多由颅脑外伤所致病灶周围脑组织水肿,此类水肿以血管源性脑水肿为主,常伴有脑血管扩张或收缩。

二、诊断

(一)原发病的诊断

小儿脑水肿多因严重感染、脑缺氧缺血或颅脑外伤等引起,病情来势凶猛,颅内高压症常与原发性疾病相继或同时出现,临床表现常易被混淆,故应根据病史、体征做出原发病的诊断。

(二)脑水肿与颅内高压症的临床诊断

有学者提出脑水肿及颅内高压症的临床诊断,将小儿颅内高压症最常见的临床表现归纳为十大指征。根据主要指标 1 项、次要指标 2 项以上,可初步做出脑水肿的临床诊断。

1.主要指征

(1)呼吸不规律。

(2)高血压:高于年龄×2+13.3 kPa(100 mmHg)。

(3)视盘水肿。

(4)瞳孔改变:缩小、扩大或双侧瞳孔不等大及对光反射迟钝等。

（5）前囟紧张或隆起。

2.次要体征

（1）昏迷。

（2）惊厥。

（3）头痛。

（4）呕吐。

（5）静脉推注甘露醇 0.25～1.00 g/kg 后,4 小时内症状明显好转。

（三）特殊检查

1.CT 检查

CT 能直观显示脑水肿及其累及范围和程度,进行脑水肿的定位、定性和定量分析。CT 上脑水肿区显示密度降低,脑水肿越严重或距离病灶越近,CT 值降低越明显。CT 上的占位效应是诊断脑水肿的间接征象,局限性脑水肿表现为局部脑室受压变窄和中线结构移位,弥散性脑水肿脑室系统普遍受压变窄,呈小脑室改变,而无中线移位。CT 增强扫描,脑水肿不出现明显的强化,因而可与强化较明显的病变区分开来。

2.MRI 检查

MRI 在诊断脑水肿时,比 CT 图像更清晰。异常信号即 T_1 加权像呈低信号,T_2 加权像呈高信号,且以 T_2 加权像上显示清楚。

3.颅脑 B 超显像

迄今尚未公认颅脑 B 超显像为诊断脑水肿的诊断技术。该技术可显示脑室系统受压情况,能间接了解到脑组织肿胀,进而诊断脑组织弥散性肿胀,间接推测可能有脑水肿存在。

4.SPECT

SPECT 不仅可以了解脑缺血或充血的病变、部位与形态,还能反映脑局部血流量与脑的代谢状态,对于脑水肿的诊断有一定的价值。

三、治疗

（一）一般治疗

保持安静与卧床休息,以减少耗氧量,有躁动不安或惊厥者,应给予镇静剂与止痉药尽快控制症状。以侧卧位为最佳体位,抬高床头 20°～30°,以利于静脉回流,减轻脑水肿,但休克及血压过低者不宜抬高床头。保持呼吸道通畅,并给予氧气吸入。

(二)病因治疗

小儿脑水肿病因复杂,故对脑水肿的治疗,应针对其不同的病因采取积极的措施,如控制炎症、恢复脑血液循环、心搏与呼吸骤停的及时复苏等。在小儿急性脑水肿中,各种严重感染必须积极地予以治疗,根据血及病灶分泌物的培养选用抗生素。抗生素治疗原则是早用、足量、杀菌、联合、静脉给药。在未明病原菌前,应选用2~3种抗生素联合应用,首剂用量可加倍,疗程根据致病菌不同而决定。

(三)小儿脑水肿的药物治疗

1.脱水疗法

(1)甘露醇:甘露醇是目前临床上使用最广且最有效的高渗性脱水剂,近年来发现它不但有脱水、利尿、改善微循环的作用,还具有清除氧自由基、减少脑脊液分泌的作用。甘露醇于静脉注射后10分钟产生明显的脱水作用。30分钟作用达高峰,降低颅内压作用持续4~6小时,一般用20%溶液。用量为每次0.5~1.0 g/kg。30分钟内静脉注射完毕,4~6小时1次。合并脑疝者可酌情加大剂量(每次最大不超过2 g/kg),可每2小时1次,有心、肺、肾功能障碍者,或婴儿、新生儿则一般每次0.5 g/kg,可于45~90分钟静脉滴注,甘露醇无肯定的禁忌证,但心脏功能不全者应慎用。同时甘露醇常可导致水、电解质紊乱,故应每天测定电解质与记录出入水量。注射3~6小时后,可有反跳现象。新生儿、幼婴或有出血倾向者,在快速降颅压后,可导致颅内出血。

(2)甘油:10%甘油也是高渗性脱水剂,疗效好,不良反应少,且可提供热量,仅10%~20%无变化地从尿中排出,可减少水、电解质紊乱与反跳现象,尤其适用于无呕吐的脑水肿或颅内压增高的患儿。其降低颅内压症的机制可能是提高血浆浓度,使组织水分转移到血浆内,因而使脑组织脱水。口服或鼻饲甘油,每次0.5~1.0 g/kg,每4小时1次,用药后30~60分钟起作用,甘油的不良反应很少,可较长期服用。

(3)清蛋白:20%清蛋白有增加循环血容量和维持血管胶体渗透压的作用,对脑水肿有明显的脱水作用。剂量为每次0.5~1.0 g/kg,加10%葡萄糖稀释至5%,缓慢静脉滴注,每天1~2次。清蛋白尤其适用于新生儿及营养不良患儿。

2.利尿剂

目前,临床应用的最强的利尿剂是襻利尿剂,其中以呋塞米最常用。呋塞米静脉注射后2~5分钟,口服20~30分钟发生利尿作用,作用持续4~8小时,其通过全身脱水而改善脑水肿。呋塞米与甘露醇合用有协同作用,可减少甘露醇的用量与延长间隔时间,防止反跳现象。且特别适用于脑水肿并发心力衰竭、肺水肿、肾功能衰竭(简称肾衰竭)患儿,呋塞米用量每次 0.5～2.0 mg/kg 静脉或肌内注射。根据尿量每天 2～6 次,呋塞米的毒副反应以水、电解质紊乱最常见,故在使用过程中应测电解质与血压,及时补充钠、钾、钙、镁等。

3.肾上腺糖皮质激素

糖皮质激素是唯一有效的作用较长的抗脑水肿制剂,用药后约 12 小时颅内压明显降低,可持续 6～9 天,故与甘露醇有协同作用。临床上首选地塞米松,开始每次静脉注射 0.5～1.0 mg/kg,4～6 小时 1 次,连用 2～4 次后,改为每天 0.1～0.5 mg/kg,根据病情应用 3～5 天,也可选用氢化可的松,但效果不如地塞米松。地塞米松可抑制机体免疫力而加重或扩散感染,故对感染性脑水肿必须与强有力的抗生素合用。因该药可致上消化道出血,故在大剂量使用时应加用胃黏膜保护剂。

4.其他药物

(1)氧自由基清除剂:临床常用的有维生素 E 与维生素 C,维生素 C 剂量为每天 0.1 g/kg,维生素 E 则为每天 20～30 mg/kg,两药合用较单用效果好。

(2)脑组织代谢激活剂:儿科临床常用的有脑活素、胞磷胆碱。脑活素剂量为每天 2～5 mL 加入 10% 葡萄糖中,静脉滴注,不少于 2 小时滴注完毕。连用 10～15 天,偶有发热的不良反应。间隔 7～10 天后,可再用 1～2 个疗程。胞磷胆碱剂量为每天 125～250 mg,加入 10% 葡萄糖 50 mL 于 30～60 分钟滴完,10～14 天为 1 个疗程,必要时间隔 7 天,再用 1～2 个疗程。其他脑代谢激活剂,如细胞色素 C、ATP、泛醌、γ-酪氨酸、吡拉西坦片、盐酸吡硫醇片等均可选用。

(3)纳洛酮:为阿片受体拮抗剂,对脑组织损伤有保护作用,剂量为每天 0.01～0.03 mg/kg,静脉滴注,疗程 1～3 天。

(四)液体疗法

对于小儿脑水肿应采取"边补边脱"的液体疗法进行补液治疗,分为以下几种情况:①脑水肿合并休克或严重脱水者,应"快补慢脱"以及时纠正休克与脱水,维持正常脑灌注压。②脑水肿合并脑疝或呼吸衰竭者,应"快脱慢补"以防加重脑水肿。③脑水肿合并休克及脑疝或呼吸衰竭者,应"快补快脱",根据病情随时调整"补"与"脱"的快慢。④应用脱水剂与利尿剂后,尿量增多者,应"快补慢脱",以防发生利尿导致的血容量不足、低血压等。⑤脑水肿合并心肌炎、心功能障碍者,应先利尿,再"慢补慢脱",以防加重心脏负荷而导致心力衰竭。⑥新生儿及婴儿脑水肿应先利尿,再"慢补慢脱"。⑦脑水肿合并尿少或尿闭者,必须首先分辨是因血容量不足还是急性肾衰竭所致。⑧轻症或恢复期脑水肿者,应"少补少脱"。以上 8 种情况均需使患儿始终保持轻度脱水状态,即眼窝稍下陷,口唇黏膜稍干燥,而皮肤弹性及血压在正常范围内。在治疗过程密切观察病情变化,随时调整输液速度与液体成分。

第四节 化脓性脑膜炎

本病常为败血症的一部分或继发于败血症,但也可作为一种局部感染而存在。它主要发生在儿童时期,是常见的危害生命的感染性疾病之一,迄今仍具有较高的病死率与致残率。

一、流行病学

(一)发病率

其发病率与年龄、社会经济状况、地理分布和免疫接种状况有关。近年来由于抗生素的广泛使用,本病的发病率已有所下降。发达国家的发病率现为(4～5)/10 万,而发展中国家仍高达(40～50)/10 万。不同病原菌脑膜炎的发病随着免疫接种的实施而改变。随着新生儿加强监护技术的应用和生存率的提高,由院内感染引起的新生儿败血症和化脓性脑膜炎逐渐增多,成为其发病的主要原因。

(二)病原学

在发达国家,新生儿化脓性脑膜炎的主要病原菌仍是 B 群链球菌(GBS),其次为革兰阴性肠杆菌。在发展中国家,虽然革兰阴性肠杆菌及金黄色葡萄球菌仍是主要致病菌,但 GBS 脑膜炎的发病率也在逐渐增加。院内感染的细菌主要有克雷伯菌、沙门杆菌、肠杆菌、铜绿假单胞菌、黄质菌及沙雷菌等。2006 年在复旦大学附属儿童医院进行的化脓性脑膜炎病原学流行病学研究,最后提出肺炎链球菌、B 型流行性感冒嗜血杆菌及脑膜炎奈瑟菌仍是上海地区化脓性脑膜炎儿童的主要病原菌。

(三)发病的高危因素

(1)有明显感染病灶,如脐炎、肺炎、肠炎、皮肤脓疱病及中耳炎等。

（2）围生因素：早产儿、新生儿窒息、羊水早破或污染、母亲有产时感染或发热等。

（3）解剖异常：在脑组织表面和底部有脓性液体。同时可见血管炎、脑室内膜炎及脑实质炎症。因炎症后粘连，阻塞脑室孔，产生脑积水。炎症侵犯视神经、面神经及听神经，可致失明、面瘫和耳聋。

二、临床表现

一般在发热等感染症状出现的同时。出现神经系统受累征象时要警惕细菌性脑膜炎的可能。注意不同年龄不典型的临床表现。

新生儿化脓性脑膜炎的临床表现常不典型，尤其是早产儿，一般表现包括面色苍白、反应欠佳、少哭少动、拒乳或吮乳减少、呕吐和发热或体温不升等。特殊表现：①神志改变，烦躁易激惹、惊跳、突然尖叫和嗜睡等。②颅内压增高，前囟紧张、饱满或隆起、骨缝分离，由于新生儿颈肌发育很差，颈项强直较少见。③惊厥，表现不典型，可仅见双眼凝视、斜视、眼球上翻及眼睑抽动，面肌抽搐如吸吮状，也可有阵发性青紫及呼吸暂停，一侧或局部肢体抽动。④败血症的表现，如黄疸、肝大、腹胀及休克等。

婴儿出现：①尖叫、烦躁、激惹、嗜睡及昏睡。②惊厥。③前囟紧张、饱满或隆起。④皮肤出现紫癜。

2岁以上小儿出现：①发热、头痛。②惊厥、意识改变。③如有脑膜刺激征或神经局灶症状，均应考虑化脓性脑膜炎的可能。

三、辅助检查

（一）血常规

白细胞计数和中性粒细胞比例升高，严重病例白细胞计数降低到 $4 \times 10^9/L$ 以下，血小板计数减少。测定血清 C 反应蛋白，有条件者进行血清降钙素原测定，协助诊断。

（二）血培养和病灶分泌物的培养

血培养阳性率可达 $45\% \sim 85\%$。尤其是早发型败血症和疾病早期未用过抗生素治疗者血培养阳性率较高，尿培养、皮肤或病灶分泌物的培养有时也可阳性。

（三）脑脊液检查

临床怀疑化脓性脑膜炎，没有临床禁忌者，应及早做腰椎穿刺取脑脊液检

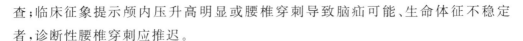

查;临床征象提示颅内压升高明显或腰椎穿刺导致脑疝可能、生命体征不稳定者,诊断性腰椎穿刺应推迟。

1.常规

脑脊液外观呈浑浊或毛玻璃样,也可为血性,少数可清晰;白细胞计数婴儿 $>20\times10^6/L$,儿童 $>10\times10^6/L$,多形核细胞所占百分值 $>60\%$;压力新生儿 >0.7 kPa(5.3 mmHg),儿童潘氏试验常阳性。

2.生化

蛋白 >1.5 g/L,若 >6 g/L,则脑积水的发生率高;葡萄糖 $<1.1\sim2.2$ mmol/L,或低于当时血糖的 50%;氯化物 <100 mmol/L;乳酸脱氢酶(LDH) $>1\ 000$ U/L,其中 LDH_4、LDH_5 升高,LDH_1、LDH_2 降低。

3.涂片及培养

大肠埃希菌和 GBS 涂片易找到细菌,阳性率分别可达 $61\%\sim78\%$ 和 85%,培养阳性有助于确诊。

4.免疫学检测

免疫学检测用已知抗体检测相应抗原,如乳胶凝集(latex agglutination,LA)试验、对流免疫电泳(counter immune electrophoresis,CIE),以及免疫荧光技术的应用等。

5.聚合酶链式反应

最近有报道表明,聚合酶链式反应(polymerase chain reaction,PCR)可为新生儿化脓性脑膜炎提供较为精确的病原菌诊断依据。

(四)颅骨透照、头颅 B 超和 CT 的检查

这几种检查可以帮助诊断脑室炎、硬膜下积液、脑脓肿以及脑积水等。

(五)放射性核素脑扫描

放射性核素脑扫描对多发性脑脓肿有价值。

(六)磁共振成像

磁共振成像对多房性及多发性小脓肿价值较大。

四、诊断

应根据上述临床表现及辅助检查进行诊断。

五、并发症

(一)硬膜下积液

治疗过程中脑脊液检查好转,而体温持续不退,临床症状不消失;病情好转后又出现高热、抽搐及呕吐。前囟饱满或隆起;硬膜下穿刺有黄色液体>1 mL;颅骨透照试验及头颅 CT 有助诊断。

(二)脑室炎

年龄越小、化脓性脑膜炎的诊断和治疗越延误者,发病率越高。临床可有以下表现:化脓性脑膜炎患儿经常规治疗后,疗效欠佳和化验结果不见好转;病情危重,频繁惊厥,出现呼吸衰竭或脑疝;脑脊液培养出少见细菌(大肠埃希菌、流感嗜血杆菌以及变形杆菌等);颅内压增高,已排除硬膜下积液及化脓性脑膜炎复发者。确诊必须行脑室穿刺术取脑脊液检查。

(三)脑性低血钠

炎症累及下丘脑和神经垂体(垂体后叶),可导致血管升压素不适当分泌,临床出现低钠血症及血浆渗透压降低,可使脑水肿加重而产生低钠性惊厥和意识障碍加重,甚至昏迷。

(四)脑积水

炎性渗出物阻碍脑脊液循环,可导致交通与非交通性脑积水,头颅 CT 扫描可以证实。

(五)脑脓肿

中毒症状与颅高压征象明显、神经系统局灶定位体征出现,神经影像学检查可帮助诊断。

(六)其他

脑神经受累可产生耳聋、失明。脑实质病变可致继发性癫痫及智力发育障碍。

六、治疗

(一)使用抗生素

遵循以下原则使用抗生素:尽早、规则、静脉使用大剂量抗生素。对不同病原菌所致的脑膜炎采取不同足量疗程的抗生素治疗:致病菌不明的疗程为 10~14 天;革兰阴性杆菌及金黄色葡萄球菌脑膜炎的疗程为 21~28 天;而革兰阳性菌脑膜炎的疗程至少为 2 周。

1.病原菌尚未明确的脑膜炎

采用经验性用药:过去常用氨苄西林加氨基糖苷类,后者的有效血药浓度与中毒浓度比较接近,又不易进入脑脊液,且有耳毒性和肾毒性。根据目前国内检出的病原菌(肺炎链球菌、脑膜炎奈瑟菌及流感杆菌为主),首选头孢曲松或头孢噻肟。头孢曲松具有广谱、高效、半衰期长、对革兰阴性杆菌效果好,以及使用方便等优点,已成为治疗婴幼儿化脓性脑膜炎的常用药物,但其可与胆红素竞争清蛋白,有增加核黄疸的危险,在新生儿黄疸时少用。对其过敏者,用美罗培南替代治疗。

2.病原菌明确的脑膜炎

可参照药敏试验结果选用敏感的抗生素。GBS 首选氨苄西林或青霉素;葡萄球菌可选新青霉素Ⅱ或万古霉素;耐氨苄西林的革兰阴性菌可选第三代头孢菌素,如头孢噻肟或头孢曲松;绿脓杆菌首选头孢拉定,次选头孢哌酮钠;厌氧菌可选甲硝唑和青霉素。

3.硬膜下积液

明确硬膜下积液时,应进行硬膜下穿刺放液,每次不超过 15 mL,穿刺无效时可考虑手术治疗。

4.脑室膜炎

新生动物实验表明病菌从脉络丛进入侧脑室再扩散至蛛网膜下腔。由于脑脊液循环由上至下单向流动,鞘内注射药物不易到达脑室,故现多不再用鞘内给药,可放保留导管于侧脑室注入抗生素。较多的国内外报道显示,脑室内给药可提高治愈率,减少后遗症,每次可用庆大霉素或阿米卡星 1～5 mg,氨苄西林 10～50 mg。

(二)降颅压

颅内压明显增高时可用呋塞米每次 1 mg/kg 静脉注射,20%甘露醇每次 0.5～1.0 g/kg 快速静脉滴注,两者可交替应用,但不主张多用,因多次使用易使脑脊液黏稠,增加炎症后的粘连。

(三)肾上腺皮质激素的应用

近来有研究表明,当应用抗生素治疗化脓性脑膜炎时细菌大量溶解可刺激机体产生更多的炎性介质,而加用地塞米松治疗可抑制上述炎性介质的产生,从而减轻炎症,减少细菌性脑膜炎的后遗症和病死率。一般选用地塞米松每次

0.1～0.2 mg/kg,首剂最好在开始抗生素治疗前 15～20 分钟应用,以后每 6～8 小时 1 次,维持 2～4 天。建议:①流感嗜血杆菌脑膜炎推荐使用。②＞6 周龄的肺炎链球菌脑膜炎患儿,权衡利弊再考虑使用。③由其他病菌引起的脑膜炎,不建议常规使用高剂量地塞米松。④部分治疗后脑膜炎,耐 β 内酰胺酶的肺炎链球菌脑膜炎及＜6 周龄的化脓性脑膜炎均不宜使用糖皮质激素治疗。

(四)支持疗法

1.维持水、电解质平衡

不能进食时静脉补液,早期严格控制输液量(一般可用 70％的维持量),因病初常因血管升压素分泌过多引起液体潴留而导致稀释性低钠血症,且常伴有脑水肿。

2.新鲜血或血浆

每次 10 mL/kg,根据重症病情可少量多次应用。

3.丙种球蛋白

有资料表明静脉输注丙种球蛋白在治疗化脓性脑膜炎时有一定疗效,推荐的剂量为 500 mg/(kg·d),共 3～5 天。可能的作用机制如下:①提高血清和呼吸道 IgG 水平。②激活补体系统。③加强吞噬功能和 Fc 介导的黏附作用。④对细菌感染引起的免疫缺陷状态有调节作用。⑤通过调理抗原特异性抗体,增强患儿对细菌的免疫反应。静脉输注丙种球蛋白的不良反应有皮肤潮红、恶心、呕吐、头痛及呼吸短促等变态反应,通常发生在输液早期,而且与静脉注射速度有关。

第五节　病毒性脑炎

病毒性脑炎是由各种病毒直接侵犯脑实质和感染中枢神经系统而引起的炎症。本节主要介绍非虫媒传播的原发性病毒性脑炎。近年来病毒性脑炎发病率较化脓性脑膜炎高。

一、病因与发病机制

(一)病因

引起原发性病毒性脑炎的病毒有以下几种。

1.肠道病毒

埃可病毒、脊髓灰质炎病毒和柯萨奇病毒占80%以上。

2.黏液病毒

流行性感冒病毒,麻疹病毒,流行性腮腺炎病毒,风疹病毒。

3.疱疹病毒

单纯疱疹病毒,水痘-带状疱疹病毒。

4.其他病毒

Epstein-Barr病毒,巨细胞病毒,腺病毒,淋巴脉络膜丛脑膜炎病毒。

以上最常见的是肠道病毒,其次是流行性腮腺炎病毒。

(二)发病机制

(1)肠道、呼吸道病毒感染后,病毒在局部复制,进入血液循环形成初期病毒血症。经过两次病毒血症,若体内抗体不足,血-脑屏障功能不全,病毒通过血液进入中枢神经系统。

(2)病毒进入人体后直接进入中枢神经系统。

(3)病毒通过嗅神经或三叉神经进入中枢神经系统引起大脑、脑干、小脑等局部或弥漫性脑组织损害,白质较灰质重。

二、临床表现

病毒性脑炎患儿的临床表现与病变部位、范围和程度有关,其症状和体征多样,轻重不一。以脑实质损害及颅内压升高为主要表现。

(一)不同程度意识障碍

轻者表现为淡漠、嗜睡、昏睡、烦躁,重者表现为谵妄、狂躁、昏迷。

(二)精神异常

恐惧,退缩,自语,重复语言或少语;幻觉,如描述闻到特殊气味,听到机器的隆隆声,视人或视物变形。

(三)颅内压增高的表现

头痛、呕吐、眼底水肿、抽搐(全身或局限性),还可表现神经定位体征、偏瘫、双瘫或颅神经麻痹。颅内压增高严重时出现脑疝,甚至呼吸、循环衰竭。

三、实验室检查

(一)病原学检查

可从鼻咽部分泌物、血、尿、粪便中分离出不同的病毒或血清学检查结果来证实。

(二)脑脊液

外观清亮,白细胞计数多为$(50\sim500)\times10^6/L$,分类以单核细胞为主,蛋白定量正常或略高,糖定量正常,部分病毒感染者脑脊液中糖含量偏低。脑脊液的变化与病情的轻重非平行关系。

(三)脑电图

脑电图表现为多灶性或弥漫性的高幅或低幅慢波。单纯疱疹病毒性脑炎患者常在颞叶、额叶有局灶性病变。

(四)早期头颅 CT 检查

结果显示弥漫性低密度影,出血者显示散在或片状高密度影。

四、诊断

(1)发病前或发病时有呼吸道、肠道感染史。

(2)临床表现和典型脑脊液改变。

(3)脑电图,颅脑 CT 改变。

五、鉴别诊断

应与细菌性脑膜炎、新型隐球菌脑膜炎、脑脓肿、脑肿瘤、脑寄生虫及瑞氏综合征鉴别。

六、治疗

(一)抗病毒治疗

有利巴韦林、阿糖胞苷、阿昔洛韦、干扰素等。

(二)对症治疗

1.急性期

(1)补充血容量,改善脑的灌注,减少无氧代谢,同时避免血容量不足引起反射性血管升压素分泌增加,加重脑水肿。

(2)控制惊厥,减少脑耗氧量。

(3)脱水剂应用:甘露醇每次 $0.75\sim1.00$ g/kg,静脉推注每 $4\sim6$ 小时1次,地塞米松 $0.50\sim0.75$ mg/(kg·d)。

2.昏迷期

促进脑细胞代谢,缩短昏迷时间,胞磷胆碱能激活与意识有关的脑网状结构;脑活素为脑内代谢的理想生物制剂;细胞色素 C 可改善脑细胞的呼吸过程。

3.恢复期

促进脑协调功能恢复及抗癫痫治疗。

(1)左旋多巴:原为治疗帕金森病的药物,现在用于控制病毒性脑炎后遗症,疗效已得到肯定(三个月后最佳疗效)。必要时加用苯海索。

(2)继发癫痫者用抗癫痫药治疗,根据症状及脑电图改变选用抗癫痫药。

(3)功能锻炼。

第六节　脑　性　瘫　痪

小儿脑性瘫痪简称脑瘫,是由各种原因所致的非进行性脑损伤综合征,主要表现为中枢性运动障碍、肌张力异常、姿势及反射异常,并可同时伴有癫痫、智力低下、语言障碍、视觉及听觉障碍,以及继发性肌肉与骨骼问题。

一、流行病学

其患病率(一般以每 1 000 名活产儿中脑瘫患儿的数目来表示)在不同国家或地区不尽相同,西方国家脑瘫患病率为 1.5‰～2.5‰(活婴)。没有证据表明脑瘫患病率存在地域差别。20 世纪 80 年代以后,低出生体重儿童脑瘫患病率呈上升趋势。具有早产、低出生体重、多胎,以及母亲高龄等特征者,脑瘫患病率较高。

二、病因

脑瘫的病因很多,既可发生于出生时,也可发生在出生前或出生后新生儿期。有时为多种因素所造成,约有 1/3 的病例,虽经追查,仍未能找到病因。多年来一直认为脑瘫的主要病因是早产、产伤、围生期窒息及核黄疸等,但存在这些病因的患儿并非全部发生脑瘫。故只能将这些因素视为有可能导致脑瘫的危险因素。Vojta 曾列出四十余种可能导致脑瘫的危险因素,几乎包括了围生期及新生儿期所有异常情况。近年国内外对脑瘫的发病原因进行了许多研究。如有学者曾对 45 万名小儿自其母妊娠期直至出生后 7 岁进行了前瞻性的系统研究随访,显示脑瘫患病率为 4‰(活婴),同时发现出生窒息并非脑瘫的常见病因,多数高危妊娠所娩出的小儿神经系统均正常。其他国家对痉挛性脑瘫进行的病因研究也表明，仅有不到 10% 的脑瘫患儿在分娩过程中出现窒息。同时也有较多研究证明，近半数脑瘫发生在存活的高危早产儿及低出生体重儿中。因此，近年对脑瘫病因学的研究转入胚胎发育生物学领域。

对受孕前后与孕母相关的环境因素、遗传因素和疾病因素，如妊娠早期绒毛膜、羊膜及胎盘炎症，双胎等多因素进行探讨；对于这些因素所致的胚胎发育早期中枢神经系统及其他器官的先天畸形、脑室周围白质营养不良等多方面进行研究。很多学者认为，这些胚胎早期发育中的异常很可能是造成早产及围生期缺血缺氧的重要原因，而且是高危新生儿存活者以后发生脑瘫的重要基础。这些研究为脑瘫发病原因及今后早期干预提供了新的指导。

三、病理

脑瘫是一个综合征，可以由多种病因所引起，病理改变与病因有关。各种先天性原因所致的脑发育障碍常有不同程度的大脑皮质萎缩和脑室扩大，可有神经细胞数减少和胶质细胞增生。早产儿缺血缺氧性脑病可引起室管膜下出血，脑室周围白质软化变性，可有多个坏死或变性区及囊腔形成。经内囊支配肢体的神经纤维区域（锥体束）常受累。核黄疸后遗症可有基底节对称的异常髓鞘形成过度，称为大理石状态。近年已发现一些脑瘫伴有癫痫的小儿，其脑组织有脑沟回发育不良、细胞移行异常和灰质异位等早期脑发育障碍。

四、临床表现

脑瘫临床表现多种多样，主要为运动功能障碍，表现如下。①运动发育落后：包括粗大运动或精细运动迟缓，主动运动减少。②肌张力异常：表现为肌张力亢进、肌强直、肌张力低下及肌张力不协调。③姿势异常：静止时姿势，如紧张性颈反射姿势、四肢强直姿势、角弓反张姿势、偏瘫姿势；活动时姿势异常，如舞蹈样手足徐动及扭转痉挛、痉挛性截瘫步态、小脑共济失调步态。④反射异常：表现为原始反射延缓消失、保护性反射延缓出现及 Vojta 姿势反射样式异常，Vojta 姿势反射包括牵拉反射、抬躯反射、Collin 水平及垂直反射、立位和倒位及斜位悬垂反射。

脑瘫常伴有其他障碍，如智力低下（占 30%～50%），癫痫（25%～50%），视力异常如斜视、弱视、眼球震颤等（50% 左右），听力减退（10%～15%），以及语言障碍，认知和行为异常等。依据脑瘫运动功能障碍的范围和性质分型如下。

(一)痉挛型

痉挛型脑瘫发病率最高，占全部患者的 85%～90%，其中 1/3 为单侧性，2/3

为双侧性;常与其他类型脑瘫的症状混合出现,病变波及锥体束系统,主要表现为中枢性瘫痪,受累肢体肌张力增高、肢体活动受限、姿势异常、腱反射亢进及踝阵挛阳性,2岁以后锥体束征仍阳性。上肢屈肌张力增高,表现为肩关节内收,肘关节、腕关节及手指关节屈曲。卧位时下肢膝关节、髋关节呈屈曲姿势;俯卧位时抬头困难;坐位开始时头向后仰,以后能坐时两腿伸直困难、脊柱后凸;跪时下肢呈"W"形;站立时髋、膝略屈,足尖着地;行走时呈踮足、剪刀样步态。

根据肢体受累的部位又分为单侧受累,如偏瘫;双侧受累,如双瘫、四肢瘫或三肢瘫等。

1.痉挛性偏瘫

痉挛性偏瘫指一侧肢体及躯干受累,上肢受累程度多较下肢重。瘫痪侧肢体自发运动减少,行走延迟,偏瘫步态,患肢足尖着地。轻症偏瘫易延误诊断。约1/3患儿在1～2岁时出现惊厥。约25%的患儿有认知功能异常,智力低下。

2.痉挛性双瘫

痉挛性双瘫指四肢受累,但双下肢受累较重,上肢及躯干较轻。常在婴儿开始爬行时即被发现。托起小儿双腋可见双下肢呈剪刀状交叉。本型如以影响两下肢为主,则智力发育多正常,很少合并惊厥发作。

3.痉挛性四肢瘫

痉挛性四肢瘫指四肢及躯干均受累,上下肢严重程度类似,是脑瘫中最严重的类型,常合并智力低下、语言障碍、视觉异常和惊厥发作。

4.三肢瘫

三个肢体受累,多为上肢加双下肢瘫痪。

5.单瘫

单个肢体受累。单瘫表现轻微,易误诊,若发生在非利手,就更易误诊。

(二)不自主运动型

不自主运动型占全部患者的7%,足月新生儿多见。主要病变在锥体外系统,表现为难以用意志控制的不自主运动,当进行有意识运动时,不自主、不协调及无效的运动增多。

1.手足徐动型

不自主运动动作在睡眠时消失。多有肌张力降低,抬头无力,喂养困难,常有舌伸出口外及流涎。1岁后手足徐动逐渐明显,因口肌受累呈显著语言困难,说话时语句含糊,声调调节也受累。通常无锥体束征,手足徐动型脑瘫智力障碍不严重,惊厥亦不多见。随着围生期保健的广泛开展,此型现已少见。

2.强直型

此型很少见到,由于全身肌张力显著增高,身体异常僵硬,运动减少,主要为锥体外系症状,使其四肢做被动运动时,主动肌和拮抗肌有持续的阻力,肌张力呈铅管状或齿轮状增高,腱反射不亢进,常伴有严重智力低下。

3.震颤型

此型很少见,表现为四肢震颤,多为静止震颤。

同一病例常伴有多种不自主运动,如手足徐动、震颤及肌强直。

(三)共济失调型

共济失调型占全部患者的4%,此型不多见。可单独或与其他型同时出现。主要病变在小脑。临床表现为步态不稳,走路时两足间距加宽,四肢动作不协调,上肢常有意向性震颤,指鼻试验易错误,肌张力低下。

(四)肌张力底下型

肌张力低下型表现为肌张力低下,四肢呈软瘫状,自主运动很少。仰卧位时四肢呈外展外旋位状似仰翻的青蛙,俯卧位时头不能抬起。常易与肌肉病所致的肌弛缓相混,但肌张力低下型可引出腱反射。多数病例在婴幼儿期后转为痉挛型或手足徐动型。

(五)混合型

同一患儿可表现上述2～3个型的症状。痉挛型与手足徐动型常同时出现。还有少数患儿无法分类。

五、辅助检查

(一)脑电图

伴惊厥发作的患儿脑电图可见尖波、棘波及尖慢综合波;部分无惊厥发作患儿亦可出现癫痫样放电;个别患儿可有两侧波幅不对称。

(二)脑 CT 或 MRI 检查

脑 CT 或 MRI 检查可见有脑萎缩、脑室周围白质软化灶、多发性脑软化灶及多囊性软化,可伴有先天性脑穿孔畸形、透明隔发育不良以及脑室扩大等。神经影像检查可帮助查找脑瘫的病因。

六、诊断

脑瘫的诊断主要依靠病史、体格检查、发育评估和神经系统异常体征。辅助检查仅帮助探讨脑瘫的病因及判断预后。诊断脑性瘫痪应符合以下2个条件：①婴儿时期出现症状（如运动发育落后或各种运动障碍）。②需除外进行性疾病（如各种代谢病或变性疾病）所致的中枢性瘫痪及正常小儿一过性发育落后。此外，还应诊断脑瘫伴随的障碍，以制订全面的康复计划。

七、治疗

治疗的目的是利用各种综合治疗措施纠正异常的运动和姿势，减轻伤残程度，促进患儿正常发育。治疗的原则是早期诊断、全面评估、早期干预、康复管理。

(一)康复治疗

针对脑瘫患儿的现有能力进行功能障碍评定，制订合适小儿特点的训练方案，并备有训练的设施。功能训练具体内容如下。

1.运动疗法（PT）

运动疗法主要训练粗大运动，特别是下肢的功能，利用机械和物理手段改善残存运动功能，抑制不正常的姿势反射，诱导正常的运动发育。常用方法如下。①Bobath技术：阻止异常的姿势反射活动，促进正常的姿势反射产生，发展正常的运动能力和自动反应能力。②Vojta疗法：通过刺激脑瘫患儿身体的一定部位，使患儿产生翻身和匍匐爬行两种反射运动模式，最终使这些反射运动变为主动运动，这些匍匐爬行视为人体所有协调运动的先导。③Peto疗法：集体训练的引导法，把生理条件相似的患儿放在一起，包括粗动作训练、感觉运动训练、自助技能训练和特殊教育。

2.作业治疗（OT）

训练上肢和手的功能、眼手协调功能及日常生活能力，以提高日后的职业工作能力。

3.语言治疗（ST）

语言治疗包括发音训练及咀嚼吞咽功能训练。对于语言功能障碍要争取在语言发育关键期前进行。个例训练与集体训练相结合。及时纠正视觉障碍，有听力障碍者应尽早配备助听器。

4.物理治疗

物理治疗包括电疗和水疗等。患儿在水中能产生更多的自主运动，肌张力可得到改善，进而增加患儿对学习的信心。必要时配备合适的矫形器。

5.中医治疗

应用针灸、推拿以及按摩等进行康复治疗。

(二)外科矫形

外科矫形适用于步态趋于成熟的小儿（6～10岁）。主要适应证为痉挛性脑瘫患儿，目的在于矫正畸形、改善肌张力及改善肢体平衡。手术包括肌腱手术、神经手术及骨关节手术等。

(三)家庭教育

提倡家庭成员参与康复治疗。应加强患儿父母教育，学习功能训练手法及日常生活动作训练方法；全面关心患儿，注意合理营养和护理。此外，不同年龄、不同病情的儿童，其认知行为训练与学习生活安排应得到社会与家庭的共同关注。

(四)药物治疗

目前尚未发现治疗脑瘫的特效药物，仅为对症治疗，如为缓解手足徐动型的多动，可试用小剂量的苯海索；缓解肌痉挛可用巴氯芬、肉毒素 A、丹曲林及苯二氮䓬类药物等，降低肌张力，增加关节活动幅度和运动功能；合并癫痫者，根据发作类型与综合征类型选用抗癫痫药物治疗。

第四章

心血管系统常见病

第一节　先天性心脏病

一、室间隔缺损

室间隔缺损(简称室缺)为最常见的先天性心脏病,占先天性心脏病总数的25％～50％。室缺可分为单纯性、室间隔与圆锥间隔的发育畸形两类,可伴有大动脉错位等复杂畸形。

(一)病理

室缺的大小、形状、位置等变异很大,多为单发,缺损直径多为 0.6～1.0 cm,但可小至 0.3 cm,最大可超过 4.5 cm。一般缺损直径＜0.5 cm 为小型室缺,0.5～1.5 cm为中型室缺,＞1.5 cm 为大型室缺。

1.分类

(1)漏斗部缺损:占 20％～30％。分两类:①Ⅰ型,干下型,位于胚胎期动脉总干的下方,其上缘无肌组织,紧邻肺动脉瓣环。②Ⅱ型,嵴上型,位于室上嵴上方。

(2)膜部缺损:最多见,占 60％～80％。分 3 类:①Ⅰ型,嵴下型。累及膜部及一部分室上嵴,位于圆锥乳头肌之前。②Ⅱ型,单独膜部型。仅限于膜部室间隔的小缺损。③Ⅲ型,隔瓣下型。缺损累及膜部和一部分窦部,位于圆锥乳头肌之后。

(3)肌部缺损:约占 10％。包括窦部和肌小梁部缺损,缺损四周均为肌组织。

(4)左心室右心房型缺损:位于三尖瓣隔瓣之上和二尖瓣前瓣之下。

2.合并畸形

室间隔缺损常合并动脉导管未闭、房间隔缺损、二尖瓣关闭不全、主动脉瓣关闭不全、部分肺静脉畸形引流、肺动脉瓣狭窄、主动脉瓣狭窄、主动脉窦瘤破裂、主动脉缩窄、主动脉弓离断等。

3.病理生理

舒张期左心室压超过右心室压不多，压差不大，分流量不多，不产生心脏杂音。收缩期左心室、右心室间压差明显，大量左心室血液向右心室分流，产生心脏杂音。左向右分流使肺循环血流量增加，久之肺动脉压力增高（动力型肺动脉高压），进一步发展，使肺小动脉收缩，管壁增厚，肺血管阻力增高（梗阻型肺动脉高压），最终出现双向分流或右向左分流，形成艾森曼格综合征。

(二)诊断

1.临床表现

(1)小型缺损（Roger病）：患儿无症状，多在体检时于胸骨左缘3～4肋间闻及全收缩期杂音，常伴有震颤。

(2)中型缺损：临床可无症状，但大部分在婴儿期出现症状，吸奶时气急，体重较轻，易发生肺部感染。体格检查：心尖搏动明显，心脏浊音界扩大，杂音及震颤与Roger病相同，偶于心尖部闻及舒张中期杂音（相对性二尖瓣狭窄所致），P_2亢进、分裂。

(3)大型缺损：生后2～3周即可出现症状，喂奶困难，呼吸困难呈进行性加重，反复呼吸道感染。体格检查：心前区隆起，心脏浊音界明显扩大，胸骨左缘3～4肋间闻及明显收缩期杂音并伴有收缩期震颤，心尖区可闻及短而响亮的舒张中期杂音，P_2亢进。如出现艾森曼格综合征，则有发绀明显、杵状指（趾）、红细胞计数增多。听诊杂音很轻，一般为非特异性的喷射性杂音，无震颤，P_2亢进明显，可能伴有肺动脉瓣反流的舒张早期杂音。

2.辅助检查

(1)心电图。小型室缺：心电图可正常。中型室缺：左、右心室均有肥大，以左心室肥大明显。大型室缺：左、右心室肥大，V_5导联T波倒置。伴肺动脉高压时以右心室肥大为主，电轴右偏。

(2)X线检查：①小型室缺，X线检查正常。②中型室缺，可见心影增大，肺动脉及其主干稍有增粗，主动脉结多属正常。③大型室缺，左、右心室均有增大，以左心室为主。肺动脉段突出，主动脉结正常或缩小。合并重度肺动脉高压时，肺动脉段突出更为明显，部分呈瘤样扩张，肺门血管亦呈相应的明显扩张，有时呈残根状,肺野外带血管变细、扭曲。

(3)超声心动图:可显示缺损的位置。B超能显示0.5 cm以上的缺损,表现为室间隔回声中断,两断端反光增强。0.5 cm以下的缺损可用彩超,室间隔右心室面可见到左向右的过隔五彩血流信号,并记录到收缩期湍流频谱。

(4)心导管检查及心血管造影:心电图和X线检查大致正常的小缺损不必行此检查。心导管检查:右心室比右心房血氧含量高0.9 vol%可诊断。肺动脉与主动脉血流量之比(QP/QS)在小型缺损不到1.5∶1、中型缺损为(1.5～3.0)∶1、高分流型缺损超过3.0∶1。高肺血管阻力的缺损因肺血管阻力达外周血管阻力的40%～70%,分流量因此减少。艾森曼格综合征时,肺血管阻力超过外周血管阻力的70%,主动脉、肺动脉血流量相仿,重者单纯为右向左分流。左心室造影特点:左心室充盈后右心室立即显影,根据右心室显影的密度及最早部位、分流剂的喷射方向可粗略地判断分流量及缺损部位。

(三)治疗

1.内科治疗

内科治疗包括防治心力衰竭、控制呼吸道感染、治疗感染性心内膜炎。

2.自行闭合

自然闭合的可能性达20%～63%,多在6岁内,其中多为小缺损和肌部缺损,但最大闭合年龄可达31岁。

3.介入治疗

介入治疗适用于肌部或部分膜部室缺。

4.外科治疗

小型室缺一般不必手术。在婴儿期如果有大的左向右分流,使左心负担过重,产生难以控制的心力衰竭,生长发育受影响或反复肺部感染,应尽量在2岁前关闭缺损。如有明显症状,存在大的左向右分流或肺动脉压有升高趋势者,尽早手术治疗。如合并心力衰竭或感染性心内膜炎,必须在充分控制后再考虑手术治疗。对小到中等大小的室缺患者,如6～10岁缺损仍无自行闭合倾向,且心电图及胸部X线检查出现病理改变时,即使症状不明显,亦应积极手术治疗。严重肺动脉高压,产生右向左分流者属手术禁忌。手术有直接缝合修补缺损和补片修补两种,后者适用于缺损直径>1.5 cm者。

二、房间隔缺损

房间隔缺损(简称房缺)是胚胎心房分隔过程中发生的异常,可产生继发孔型缺损、原发孔型缺损、房间隔缺（如单心房）及卵圆孔未闭等畸形。卵圆孔未闭一般不引起两心房间分流，无临床意义。

（一）病理

房缺常是单个，也可以多个呈筛状，直径一般为 2～4 cm。

1.分型

（1）中心型（卵圆孔型缺损）：占继发孔型房缺的 76%。缺损位于房间隔中心，相当于卵圆窝部位，冠状静脉窦开口于缺损的前下方，可伴右肺静脉回流异常。可分为 2 类：①卵圆瓣残缺，卵圆瓣有一处或两处缺损，但仍有部分组织残存呈筛状。②卵圆瓣缺如，缺损较大，四周为卵圆环，常呈椭圆形。

（2）下腔型（低位缺损）：占 12%。缺损位于房间隔的后下方，其下缘完全缺如或仅残留极少膜样组织，下腔静脉瓣的下端和缺损边缘相连。对于下腔静脉瓣很大的病例，手术缝合时注意不要将下腔静脉瓣误认为缺损边缘，否则，将把下腔静脉隔入左心房。

（3）上腔型（高位缺损）：占 3.5%，又称静脉窦型缺损。缺损位于房间隔后上方，与上腔静脉口没有明确界限，常合并右上肺静脉畸形引流。

（4）混合型：为两种或两种以上畸形同时存在，占 8.5%。缺损巨大，占房间隔的极大部分。

2.合并其他畸形

房间隔缺损的发生率为 15%～32%。如动脉导管未闭、肺动脉瓣狭窄、室缺、肺静脉畸形引流、二尖瓣关闭不全、二尖瓣脱垂、二尖瓣狭窄等。极少数可合并主动脉缩窄。

3.病理生理

房缺时，左右两心房的压力趋于相等[0.5～0.7 kPa(4～5 mmHg)]，因此压力容易充盈右心室，但充盈左心室则稍不足，所以造成左心房的血流在心室舒张期通过缺损大量向右心房、右心室分流。在心室收缩期，两心房之间也有左向右分流发生。由于左向右分流，肺循环的流量可数倍于体循环，右心房、右心室和肺动脉都扩张，而左心室、主动脉及整个体循环的血流量减少。由于肺血管阻力小，所以肺动脉高压发生往往较晚，多在 20 岁以后。当病情晚期出现严重肺动脉高压，右心房压力高于左心房时，可出现右向左分流而持久发绀。

（二）诊断

1.临床表现

缺损小者无症状。缺损大者有消瘦、乏力、心悸、多汗、活动后气促，因肺循环充血而易患肺炎。当剧烈哭泣、患肺炎或心力衰竭时,右心房压力可超过左心房而出现暂时性发绀。体格检查:体形多消瘦。心前区较饱满,心尖搏动弥散,10%患者于肺动脉瓣区可触及震颤,心脏浊音界可扩大,胸骨左缘2~3肋间可闻及2~3/6级收缩期喷射性杂音,向两肺传导,此为右心室排血增多,右心室流出道相对性狭窄的缘故。最具特征性的是肺动脉瓣区第二心音(P_2)亢进且固定分裂,年龄越大越明显。左向右分流量较大时,因三尖瓣相对狭窄,可在胸骨左缘下方听到舒张期杂音。

2.辅助检查

(1)心电图:多有右心室肥大伴右束支传导阻滞,V_1 呈 rsR 图形,电轴右偏。20%可见 P-R 间期延长。如为静脉窦型缺损,则 P 波在 Ⅱ、Ⅲ、aVF 导联倒置。原发孔型房缺可见电轴左偏及左心室肥大。

(2)X线检查:婴幼儿患者心脏可正常或稍增大,肺循环血流量增多不明显。如缺损大,分流量多,则右心房、右心室、肺动脉总干及其分支均扩大,搏动强烈,透视下可见"肺门舞蹈",左心房不大,左心室及主动脉影相对较小。

(3)超声心动图:M 超显示右心室舒张期容量增大,室间隔与左心室后壁呈矛盾运动。B 超显示右心房、右心室内径增大,远离心脏十字交叉处房间隔回声中断,断端回声增强。多普勒取样容积置于房缺右心房侧,可见舒张期湍流频谱。彩超可见心腔内血流的方向、容量及缺损大小。

(4)心导管检查及心血管造影:右心房平均血氧含量高于上、下腔静脉血氧含量。导管可由右心房进入左心房,在缺损处有一定的活动度。一般不需造影。如导管从右心房进入左心房,并注射造影剂可证实左向右分流。晚期肺动脉高压病例则肺动脉压力增高至接近或超过主动脉压,伴有动脉血氧饱和度降低。

(三)治疗

1.对症治疗
加强护理和营养,有心力衰竭者抗心力衰竭治疗。

2.自行闭合
1岁内有 50%的概率可以自行闭合,1岁后可能性小。

3.介入治疗
介入治疗适用于以下情况:①有手术指征的继发孔型房缺(直径<30 mm,房间隔边缘>4 mm,房间隔大于缺损最大伸展径的 2 倍)。②卵圆孔未闭。③外科术后残余分流的房缺。④二尖瓣球囊扩张术后遗留明显的心房水平分流。

4.手术治疗

有心脏扩大和肺充血改变者,即使是儿童或没有症状者也应手术修补。手术以5～7岁为宜。发展到右向左分流,出现艾森曼格综合征为手术的禁忌证。

三、动脉导管未闭

动脉导管未闭发病率占先天性心脏病的10％～15％。

(一)病理

动脉导管位于左锁骨下动脉远侧的降主动脉与左肺动脉根部之间。导管直径0.2～2.0 cm,长度多在0.6～1.0 cm。

1.分型

(1)管型:导管两端直径基本相等,约占80％。

(2)漏斗型:导管一端大,另一端小,形似漏斗,直径大的一端常在主动脉侧,约占19％。

(3)窗型:导管极短,粗大,似主动脉与肺动脉之间的窗口,此型少见。

(4)哑铃型:导管中间细,两头粗,形似哑铃。

(5)瘤状型:导管本身中间扩张,呈瘤状,或伴随肺动脉段呈瘤样扩张。

(6)钙化型:有的导管壁钙化,或主动脉壁一部分钙化。

2.合并畸形

动脉导管未闭可与任何先天性心脏病并存。如室缺、房缺、法洛四联症、大动脉错位、右心室双出口、心内膜垫缺损、二叶主动脉瓣等。如并存室间隔完整的肺动脉闭锁、主动脉弓离断等称代偿性动脉导管未闭。

3.病理生理

由于主动脉压力在收缩期和舒张期均高于肺动脉,所以在收缩期和舒张期均通过动脉导管产生左向右分流。分流量的多少取决于导管的大小、肺血管阻力大小,以及主动脉和肺动脉间的压差。肺动脉接受来自右心室和主动脉两处的血流,肺循环血流量增加,回到左心房、左心室的血流量也增多,心排血量达到正常的2～3倍时,产生左心房、左心室增大,左心衰竭。大量分流使肺动脉压增高,右心室压力负荷增加,引起右心室肥大、右心衰竭。大量分流首先使肺小动脉反射性痉挛,继之内膜增厚,阻力增加,出现肺动脉高压。当肺动脉压力≥主动脉压力时,则出现双向分流或右向左分流(艾森曼格综合征),产生发绀。由于右上肢常被完全氧合的血液灌注,左上肢接受部分来自动脉导管的未饱和血,而双下肢接受大量的未饱和血,因此,双下肢发绀较明显,左上肢较轻,而右上肢正常,称差异性发绀。主动脉血流在收缩期和舒张期均流入肺动脉,使周围动脉舒张压下降而脉压差增大。

(二)诊断

1.临床表现

(1)症状:中、小型导管可毫无症状,仅于体检时发现杂音。粗大的导管可于生后 2～3 个月时产生左心衰竭,至 1 岁后因肺血管床大量增长,心力衰竭症状消失,但 20 岁后又偶可并发心力衰竭。婴儿期后,并发感染性动脉内膜炎的机会较心力衰竭多。

(2)体征:年长儿多属瘦长体形。自幼分流量大者可有鸡胸,心前区突出或肋膈沟。心脏冲动强烈。于胸骨左缘 2～3 肋间可闻及响亮的连续性机器样杂音,收缩期增强,伴有震颤。但婴儿期、心力衰竭、肺动脉压增高时可仅有收缩期杂音,P_2亢进。分流量大者可于心尖区闻及舒张中期杂音,甚至可闻及二尖瓣开放拍击音。由于主动脉血向肺动脉分流,可出现周围血管征,如脉压差增大、水冲脉、毛细血管搏动、股动脉枪击音等。当产生艾森曼格综合征时,则出现差异性发绀,并在发绀相应的肢体出现杵状指(趾)。

2.辅助检查

(1)心电图:小导管正常。中等大小的导管可见电轴左偏,左心室负荷增加,或左心室、右心室均肥大,左心房肥大。大导管则左心室、右心室肥大,但以左心室肥大为主。当肺血管阻力严重增高时,电轴可由左偏变为右偏,双室肥大或单纯右心室肥大或劳损。

(2)X 线检查:①小导管,X 线检查可正常或心影稍大,肺动脉段轻凸或平直,肺循环血流量正常或略多,主动脉结正常或稍增宽,偶有"漏斗征"。②中等导管,心影增大,以左心房、左心室增大为主,肺动脉中段凸出,肺循环血流量增多,主动脉结增宽,可有"漏斗征"。③大导管,心影明显增大,为左心房、左心室、右心室增大,肺动脉及其分支扩大,肺循环血流量明显增多,多有"漏斗征"。透视下有"肺门舞蹈"。

(3)超声心动图:B 超于胸骨旁大动脉短轴观和胸骨上窝主动脉短轴观显示肺动脉分叉处与降主动脉起始部有沟通。彩超于这两个切面上可见降主动脉红色血流分流入肺总动脉内并沿左肺动脉上行。此处多普勒取样容积可记录到异常连续性(以舒张期为主)的湍流频谱。此外,尚可见到左心系扩大,房、室间隔完整,主动脉内径增宽等间接征象。

(4)心导管检查及心血管造影:小、中型导管一般不做心导管检查。大导管并肺动脉高压及为排除其他病变需行心导管检查。心导管发现：肺动脉血氧含量高于左心室 0.5 vol% 以上，99% 的导管可由肺总动脉经未闭的动脉导管进入降主动脉。逆行主动脉和左心室造影特点：升主动脉和主动脉弓增粗。左侧位在左锁骨下动脉下方、主动脉狭部、相当于动脉导管开口处下缘可见漏斗状突出阴影，并见肺动脉早期显影。

(三)鉴别诊断

1.静脉哼鸣

静脉哼鸣是颈静脉回到锁骨下静脉的血液因流向急转而产生的连续性功能性杂音。多见于幼儿，转动头颈和呼吸可影响杂音的响度，压迫颈静脉和平卧时尚可使杂音消失。

2.肺动静脉瘘

常在整个一叶肺均能听到杂音，并伴有发绀及杵状指(趾)。肺动脉造影可清楚显示瘘管部位。

3.室缺伴主动脉瓣关闭不全

杂音呈往返性而非连续性，部位较低，于胸骨左缘 3～4 肋间最响。主动脉瓣区有较响的舒张期杂音，并向颈后传导。X 线检查显示心脏增大，以左心室为主，但与肺野充血及肺动脉干突出不相称，主动脉结不大。逆行主动脉造影显示升主动脉显影的同时，左心室有造影剂逆流，右心室及肺动脉亦早期显影。

(四)治疗

1.内科治疗

加强营养，防治感染，控制心力衰竭。对于早产儿，可用前列腺素酶抑制剂关闭动脉导管。常用吲哚美辛，初剂 0.2 mg/kg，如出生不到 48 小时，第二剂、第三剂用 0.1 mg/kg，2～7 天用 0.2 mg/kg，超过 8 天用 0.25 mg/kg，每 12 小时 1 次，共 3 剂。应防止出血倾向及急性坏死性小肠炎发生。急性肾衰竭及血胆红素＞171 μmol/L 者禁用。对于代偿性动脉导管未闭，如法洛四联症、肺动脉瓣闭锁等需应用前列腺素以保持其开放。可用前列腺素 E_1、前列腺素 E_2，开始用 0.05～0.10 μg/(kg·min)，病情好转后减为 0.01～0.02 μg/(kg·min)，用药 24～48 小时。

2.自行闭合

动脉导管多在 1 岁以内关闭，1 岁以后自然关闭的可能性很小。

3.介入治疗

介入治疗适用于单纯动脉导管未闭及动脉导管未闭结扎术后再通者。

4.外科治疗

婴幼儿患者如有心力衰竭或进行性心脏扩大;早产儿有顽固性心力衰竭或伴有呼吸窘迫综合征,经内科治疗无效;合并肺动脉高压,仍以左向右分流为主者,均应积极采用手术治疗。动脉导管未闭合并其他畸形,根据情况可同时矫治两种畸形。但代偿性动脉导管未闭,在根治术前不能闭合导管。严重肺动脉高压,以右向左分流为主时不宜手术。手术结扎或切断导管即可治愈。

四、肺动脉瓣狭窄

广义肺动脉狭窄包括肺动脉瓣膜、瓣环、肺动脉分支、周围肺动脉及右心室漏斗部狭窄。其中以肺动脉瓣狭窄最常见,占 70%～80%,漏斗部狭窄较少,肺动脉主干狭窄更少。狭义的肺动脉狭窄是指单纯肺动脉瓣狭窄,占先天性心脏病的 10%～20%,多为单发,亦可合并其他畸形。

(一)病理

肺动脉瓣的 3 个瓣缘互相融合,融合中央形成一个小孔,严重者瓣口直径仅1～2 mm。有的瓣叶畸形,如双叶瓣畸形或肺动脉瓣发育不良、瓣叶增厚、瓣环偏小。右心室腔继发性向心性肥厚,心室腔偏小。肺动脉主干通常扩张,但扩张的程度与狭窄的严重性不成比例。

1.分型

(1)广义肺动脉狭窄按狭窄的范围分 4 型:肺动脉瓣狭窄;漏斗部狭窄;肺动脉瓣和漏斗部狭窄;肺动脉干、环、分支狭窄。按狭窄部位分 3 型:肺动脉瓣狭窄;瓣上狭窄;瓣下狭窄。

(2)肺动脉瓣狭窄:按瓣叶数目分 4 型:单叶瓣型、双叶瓣型、三叶瓣型、四叶瓣型。按狭窄的程度分 3 型:轻度狭窄,右心室收缩压<6.7 kPa(50 mmHg);中度狭窄,右心室收缩压>6.7 kPa(50 mmHg),但尚未达左心室收缩压水平;重度狭窄,右心室收缩压超过左心室收缩压。

2.合并畸形

肺动脉瓣狭窄常合并房缺、室缺。

3.病理生理

肺动脉瓣口面积较正常减少 60% 时出现血流动力学变化。由于肺动脉瓣狭窄,右心室排血受阻,使右心室压力增高,肺动脉压力降低,右心室和肺动脉间形成不同程度的收缩期压差。当房缺或卵圆孔未闭,在右心房压显著升高超过左心房时,出现右向左分流,产生发绀。长期右心室压力负荷过重引起右心室肥厚,可使右心室腔缩小,随之继发流出道梗阻,进一步加重排血困难,促使右心室压力进一步增高,最后发生右心衰竭。当血液从高压的右心室通过狭窄的瓣口进入压力骤减的肺动脉时,产生喷射性涡流,使肺动脉主干形成狭窄后扩张。

(二)诊断

1.临床表现

轻度狭窄可无症状。中度狭窄在 2～3 岁内无症状,但年长后劳动时易疲乏和气促。严重狭窄时中等强度的体力劳动亦出现呼吸困难。有时劳动时可感到胸痛和上腹痛,若有此症状预后不良,应尽早手术。患儿多无发绀,面颊和指端可能暗红。狭窄严重者,如卵圆孔处出现右向左分流,可有发绀、杵状指,但蹲踞现象少见。

体格检查:生长发育往往正常。心前区可较饱满,胸骨左缘可触及右心室的抬举样搏动,在胸骨左缘 2～3 肋间可触及收缩期震颤。S_1 正常,可闻及收缩早期喀喇音;S_2 分裂,分裂程度与狭窄严重性成正比;P_2 减轻或听不到。肺动脉瓣区有响亮、粗糙的 4/6 级收缩期喷射性杂音,向左上胸、心前区、颈、腋下及背面传导。

常见并发症:①心力衰竭是肺动脉瓣狭窄的直接死亡原因。②缺氧发作,小婴儿重型肺动脉瓣狭窄常有发绀,可在无明显心力衰竭前致死。③感染性心内膜炎。

2.辅助检查

(1)心电图:轻度狭窄,心电图在正常范围。中度狭窄,电轴右偏 90°～180°,右心室肥大呈收缩期负荷过重,V_1 呈 rsR、RS 或 Rs 型,RV 在 15～10 mm。重度狭窄,电轴右偏 120°～150°,V_1 呈 R 或 qR 型,RV_1 多在 10～15 mm。极重度狭窄者,电轴右偏 150°～180°,V_1 及 V_3R 呈 qR 型,RV_1、$V_3R>20$ mm,心导联 T 波倒置,P 波高尖。

(2)X 线检查:轻度至中度狭窄患者心脏一般不大,重度狭窄患者心脏多有轻度增大。约 1/3 有右心房增大,常见于重度狭窄伴三尖瓣关闭不全者。心影呈二尖瓣型,肺动脉段凸出(狭窄后扩张)并升高是肺动脉狭窄的特征性改变。肺循环血流量少,肺野清晰,两肺门影不对称。

(3)超声心动图:胸骨旁大动脉短轴观示肺动脉瓣增厚,反光强,收缩期呈弧形,运动受限。有时只能见到肺动脉瓣的一部分,有一个凹向内的弧度为其特征。肺动脉内径增宽。M 型显示肺动脉凹陷加深>7 mm。彩超在肺动脉瓣狭窄口的远端及右肺动脉可记录到收缩期湍流频谱,在肺动脉内见到异常的过瓣口散射的五色相间的血流束。

（4）心导管检查及心血管造影：右心导管检查示股动脉及各心腔血氧饱和度正常。肺动脉压正常或降低，右心室压增高，右心室与肺动脉收缩压差＞2.7 kPa（20 mmHg）。从肺动脉到右心室拉管连续测压的压力曲线可区别狭窄的类型。正常：右心室收缩压与肺动脉压持平，舒张压较肺动脉低。肺动脉瓣狭窄：右心室收缩压明显高于肺动脉压。漏斗部（圆锥部）狭窄：漏斗部收缩压与肺动脉相同，舒张压与右心室相同，右心室收缩压明显增高。瓣膜与漏斗部联合狭窄：收缩压呈阶梯式上升，漏斗部收缩压高于肺动脉而低于右心室。右心室造影：右心室显影后，于收缩期见融合的肺动脉瓣口呈鱼口状膨向肺总动脉腔内，亦可见到瓣膜增厚。含有造影剂的血液自狭窄瓣口喷出，称"喷射征"，以此可测量瓣口狭窄程度。右心室造影还可显示继发性漏斗部肥厚造成的右心室流出道阻塞、肺总动脉及左肺动脉狭窄后扩张。

（三）鉴别诊断

应与三尖瓣下移畸形、法洛四联症、特发性肺动脉干扩张鉴别。无症状的轻型肺动脉瓣狭窄应与房缺鉴别。

（四）治疗

1.内科治疗

右心室与肺动脉压差＜6.7 kPa（50 mmHg），或右心室收缩压＜6.7 kPa（50 mmHg），临床无症状，心电图及 X 线检查显示右心室无明显变化，应定期随诊复查。有心力衰竭者，可用洋地黄、利尿剂等常规治疗，并积极准备手术。

2.介入治疗

右心室压＞6.7 kPa（50 mmHg），可行肺动脉瓣球囊扩张术。

3.手术治疗

心脏扩大，心电图示右心室劳损或右心室压＞9.3 kPa（70 mmHg）者行直视下肺动脉瓣切开术。

五、法洛四联症

法洛四联症是一组先天性心血管复合畸形，包括肺动脉狭窄、室缺、主动脉骑跨及右心室肥厚 4 种病理变化。发病率在婴儿期约占先天性心脏病总数的3.5％，年长儿则增至 10％～12％，为最常见的发绀性先天性心脏病。

(一)病理

1.病理解剖

(1)右心室流出道梗阻:最主要的病变。梗阻可发生在右心室腔内、右心室漏斗部、肺动脉瓣膜、瓣环,肺动脉及其分支任何部位。漏斗部的狭窄几乎全有,根据右心室漏斗部狭窄发生的部位及程度可分为六型:①低位狭窄,最多见。多为局限性环形狭窄,在狭窄部位与肺动脉瓣之间形成"第三心室"。②中间位狭窄,狭窄仍呈环状,但圆锥间隔较低位狭窄短,在狭窄部位与肺动脉瓣环之间仅有一小腔室。③高位狭窄,狭窄部位近肺动脉瓣处,无漏斗腔可见,肺动脉瓣仍正常。④广泛狭窄,右心室流出道包括肺动脉瓣在内明显发育不良,呈管状狭窄。⑤漏斗部缺如。⑥右心室内异常肌束,右心室中部肥大的异常肌束将右心室隔成高压与低压两个腔,常无肺动脉瓣环或肺动脉狭窄,此型也称法洛四联症右心室双腔心。

肺动脉瓣狭窄为瓣膜交界融合所致,多为二叶瓣畸形,或为隔膜样瓣叶,中间有针尖样小孔。成人瓣膜上常有钙化或赘生物存在。肺动脉瓣环内径婴幼儿<0.7 cm、儿童<1.3 cm、成人<1.6 cm者均可造成较严重的肺动脉瓣狭窄。少数病例肺动脉干及其分支也有狭窄,有的可合并一侧肺动脉缺如。极重者可合并肺动脉闭锁,其肺部血流全部由侧支供应。

(2)室缺:多为嵴下型缺损,少部分为干下型缺损。缺损通常较大,为1.5~3.0 cm。

(3)主动脉骑跨:主动脉骑跨部分起源于右心室,但在二尖瓣前瓣与主动脉瓣之间有纤维连接。升主动脉较粗大,20%~30%患者主动脉弓右位。

(4)右心室肥厚:继发于肺动脉狭窄,常较严重,且年龄越大肥厚越重。

2.分型

(1)无发绀型:右心室流出道梗阻较轻,心室水平由左向右分流,此型少见。

(2)典型法洛四联症:右心室流出道梗阻较重,心室水平以右向左分流为主,临床多见。

(3)假性动脉干:有肺动脉闭锁,肺循环血流量来源于未闭动脉导管或侧支循环。

3.合并畸形

右位主动脉弓、肺静脉畸形引流、完全性心内膜垫缺损、冠状动脉畸形、主动脉瓣关闭不全、三尖瓣关闭不全等。

4.病理生理

右心室流出道梗阻[肺动脉和(或)右心室漏斗部狭窄]和室缺是影响血流动力学的主要病变。如右心室流出道狭窄较轻,且伴有较大的室缺,左心室压力仍大于右心室,呈左向右分流,肺循环血流量偏多,临床可无发绀,而左心房、左心室可能扩大。右心室流出道狭窄较轻,室缺较小,左向右分流也少,心脏形态学上改变较小或接近正常。如右心室流出道狭窄严重,右心室收缩压可超过左心室,右心室血通过大的室缺和骑跨的主动脉进入左心室和主动脉,使体循环血氧饱和度下降,临床出现发绀,右心室肥厚。如此时室缺较小,右心室压超过左心室压,右心房也可肥大。主动脉接受左心室血的同时,接受部分右心室血,故逐渐增粗。婴儿早期,由于动脉导管开放,卵圆孔未闭,右心室流出道狭窄较轻,入肺的血液仍较多,所以发绀在 1 岁前常不出现,随着动脉导管和卵圆孔关闭、年龄增大使右心室流出道狭窄更明显,逐渐出现发绀。因慢性低氧血症的存在,代偿性产生肺部侧支循环和红细胞增多症。红细胞计数增多,血红蛋白含量增加,血液黏滞度增加,易发生血栓,脱落后可致栓塞。

右心室肥厚和主动脉骑跨对血流动力学影响不占主要地位。典型法洛四联症由于有较大的室缺,右心室压常不会超过体循环压力,很少发生充血性心力衰竭。

(二)诊断

1.临床表现

(1)发绀:少数非发绀型法洛四联症,在婴儿期由左向右分流者,临床上无发绀,易患心力衰竭及呼吸道感染,类似大型室缺。典型法洛四联症的患儿出生时发绀多不明显,1 岁后发绀逐渐明显。婴儿期呈粉红色面容,或偶尔出现轻度发绀。随着生长发育,发绀逐渐加重。患儿皮肤可呈微暗的浅蓝色,巩膜呈灰色,形似结膜炎,舌呈深蓝色,咽部黏膜呈紫色。齿龈经常发炎,稍加按压即可出血。出牙可延迟。

(2)气促和缺氧发作:在喂养、啼哭、行走、活动后,气促加重。缺氧发作常在睡醒后、哭闹后、大便或喂奶后,感染及缺铁性贫血等可诱发,表现为突然起病、呼吸困难、烦躁不安、发绀加重、哭声微弱、意识丧失、抽搐,甚至可发展成瘫痪。发作可持续数分钟或数小时,然后自然恢复,偶尔可致命。发作频繁时期多是出生后 6～18 个月,且与发绀程度无明显关系。发作原因是右心室流出道肌肉痉挛而使血流突然中断,出现肺动脉一时性闭塞,致使脑缺氧,产生晕厥、抽搐。

(3)蹲踞:有些婴儿常采取弓背位或胸膝位。较大儿童常不能长时间站立,整日喜静,或保持有利的蹲踞体位。蹲踞是法洛四联症患儿活动后常见的症状,10岁以后少见,在其他畸形中少见。蹲踞可使下腔静脉回心血量减少,提高动脉血氧饱和度,使外周血管阻力增加,减少右向左分流量,增加肺循环血流量,提高血氧含量。

(4)体征:患儿生长发育迟缓,智力可稍落后于同龄儿。发绀,眼结膜充血,口腔黏膜呈紫色,牙釉质钙化不良。发绀出现数月至数年后可发生杵状指(趾)。脉搏、血压多正常。心前区略饱满,心尖搏动不明显。在胸骨左缘2~4肋间及心尖部可听到3~5/6级收缩期喷射性杂音,有时伴有收缩期震颤。P_2往往减弱或单一。少数无发绀者在剑突上或胸骨左缘4~5肋间出现室缺的全收缩期杂音。肺动脉缺如者可在胸骨右缘闻及杂音。肺动脉闭锁者,由于侧支循环丰富,在胸骨左、右缘及背部可听到广泛的连续性血管杂音。

2.辅助检查

(1)心电图:电轴右偏(+90°~+180°)。V_1及V_3的R导联QRS波形呈Rs、RS、R、qR、qRs或rsR型示右心室肥大。少数伴有ST-T改变,T波可直立或倒置。一般V_5、V_6导联R波电压低,无q波出现。无发绀型法洛四联症,V_5、V_6导联则可出现R波电压增高和T波直立。右心房肥大时P波高尖。

(2)X线检查:典型法洛四联症心影呈"靴形",心尖圆钝上翘,心腰凹陷。心脏多无明显增大,或仅有轻至中度增大,以右心房和右心室增大为主,而左心房、左心室多属正常。肺门影缩小,肺野血管纤细,主动脉结增宽。极重度四联症者肺野有较多侧支循环的网状影。

(3)超声心动图:存在特征性改变。胸骨旁左心室长轴观示右心室流出道变窄,主动脉内径增宽并骑跨于室间隔上,前连续中断,后连续存在。胸骨旁大动脉短轴观显示大动脉关系正常,肺动脉内径变窄。心尖四腔观有两组房室瓣开放。

(4)心导管检查及心血管造影:右心导管检查股动脉血氧饱和度<89%。导管从右心室直接插入主动脉,提示有主动脉骑跨。导管难以进入肺动脉,从肺动脉到右心室连续测压,示右心室与肺动脉之间有明显压力阶差,可反映肺动脉狭窄及其类型。右心室显影见主动脉、肺动脉同时显影,可显示右心室流出道变窄和肺动脉狭窄的部位、范围、程度及类型。大动脉关系正常,主动脉内径增宽,骑跨于室间隔之上。右心室显影后左心室相继显影,示右向左分流。极重度法洛四联症显示右心室流出道呈盲端,肺动脉通过主动脉显影后侧支循环或未闭的动脉导管相继显影,肺动脉可能有多处狭窄或发育不良。为了明确肺动脉干及

其分支大小、侧支循环血管的来源和数目,往往需进行主动脉造影。

（5）其他:红细胞计数为（5～8）×10^{12}/L,血红蛋白（Hb）含量为 170～220 g/L,血细胞比容 60%～75%,若 Hb<150 g/L,考虑有相对性贫血存在。血小板计数减少,凝血酶原时间延长。

（三）鉴别诊断

（1）肺动脉狭窄合并室缺及右心室发育不良:生后即有发绀,肺动脉瓣区有长而响亮的收缩期喷射性杂音,P_2呈逆分裂。X 线表现与法洛四联症相似。心电图无右心室肥大表现。超声心动图示右心室腔小、室间隔连续中断、肺动脉狭窄等有助于鉴别。

（2）与室缺、肺动脉狭窄、法洛五联症、法洛三联症、右心室双出口等鉴别。

（四）治疗

1.内科治疗

（1）预防血栓形成:注意液体摄入量,天热、呕吐、腹泻和高热时应预防脱水。

（2）预防感染:感染者及时给予抗生素治疗,防止感染性心内膜炎。

（3）预防脑缺氧发作:限制每天活动量。普萘洛尔 1 mg/（kg·d）口服,如无效可适当增量。伴小细胞低色素性贫血时,若 Hb<150 g/L,应给予铁剂,必要时可输血 5 mL/kg。

（4）治疗脑缺氧发作:立即将其下肢屈曲,置膝胸卧位;吸氧。皮下注射吗啡,每次 0.1～0.2 mg/kg;静脉注射 0.9%氯化钠,每次 20 mL/kg;监测血氧饱和度仍较低者,再静脉注射 5%碳酸氢钠,每次 3～5 mL/kg,或发作未终止者静脉注射盐酸去氧肾上腺素,每次 0.05～0.10 mg/kg,并静脉维持,随症状好转逐渐减量至停药,或间羟胺 0.2 mg/kg,或甲氧明 0.2 mg/kg,亦可终止发作。如未终止,可用普萘洛尔 0.1 mg/kg 静脉注射以解除流出道痉挛。缺氧发作时禁用洋地黄,以防梗阻加重。

2.外科治疗

婴儿时期出现严重症状,先行姑息手术（锁骨下动脉-肺动脉吻合术或右心室流出道疏通术）,3 岁时再行根治术。如一般情况好、3 岁以上、无双侧肺动脉严重发育不良或明显狭窄、左心室发育尚好（左心室舒张期末容积指数≥30 mm/m²）者,可行直视根治术。

第二节　病毒性心肌炎

病毒性心肌炎是指因病毒引起的局灶性或弥漫性的心肌间质性炎性渗出和心肌纤维的变性或坏死导致不同程度的心功能障碍和全身症状的疾病,常为全身疾病的一部分,部分可伴有心包炎或心内膜炎表现,其临床表现轻重不一,重者症状明显,轻者可无症状,在临床上往往不易识别,大多预后良好,少数可发生心力衰竭、心源性休克甚至猝死。

病毒性心肌炎是儿科临床中经常遇到的一种疾病,近年来发病率明显增长,在小儿心肌炎中占重要地位。

一、发病机制

目前已证实能引起心肌炎的病毒有 20 余种,如柯萨奇病毒、埃可病毒、脊髓灰质炎病毒、流感病毒、副流感病毒、腮腺炎病毒、麻疹病毒、风疹病毒、疱疹病毒及腺病毒、鼻病毒、EB 病毒等,其中以柯萨奇 B 组病毒多见,占 50% 左右,其次是腺病毒和埃可病毒。

病毒侵入体内首先引起病毒血症,继而进入心肌细胞,在心肌细胞内增殖直接损害心肌,或因其毒素影响引起心肌病变,电镜下可见到心肌中有病毒颗粒,免疫荧光检查在心肌中可找到特异性病毒抗原等。

病毒感染后经一段时间的潜伏期才出现心脏受累征象,某些患儿在病程后期心肌中已找不到病毒,心肌病变仍继续进展,血中测得的抗心肌抗体含量增高,免疫荧光检查发现在心肌中有免疫球蛋白及补体沉积,动物实验证明小鼠柯萨奇 B3 病毒在细胞免疫中起主导作用,病毒的局部损伤次之,自身反应性淋巴细胞对心肌细胞抗原有自身免疫作用,导致心肌细胞溶解坏死。

近年来,生化机制的研究认为活性氧可引起细胞损伤导致一些疾病。国内外报道,急性心肌炎患者红细胞超氧化物歧化酶降低可导致细胞内活性氧自由基增多,心肌细胞核酸断裂,多糖解聚,不饱和脂肪酸过氧化,造成心肌细胞膜损伤和线粒体氧化磷酸化作用改变而损伤心肌。

二、临床表现

小儿病毒性心肌炎的临床表现多种多样,轻重悬殊,轻者可无症状,极重者可出现暴发性心源性休克或急性充血性心力衰竭,严重心律失常者可猝死。自觉症状一般偏轻,与客观检查不相符。

典型症状与体征在心脏症状出现前数天或 2 周内有呼吸道或肠道感染,可伴有中度发热、咽痛、腹泻、皮疹等症状。某些病毒感染性疾病,如麻疹、流行性腮腺炎等,则有特异性征象。

主要症状有疲乏无力、食欲缺乏、恶心、呕吐、呼吸困难、面色苍白、发热,年长儿可诉心前区不适、心悸、头晕、腹痛、肌痛,严重者可发生昏厥、惊厥。体格检查:心脏大小正常或增大,多向两侧扩大,病愈后可恢复正常。心尖部第一心音多低钝,可有奔马律,心率过速或过缓,或有心律失常,因常合并心包炎可听到心包摩擦音,严重伴心力衰竭者可出现水肿、气急、发绀、肺部湿啰音、肝大等,出现心源性休克者脉搏微弱、血压下降、皮肤发花、四肢湿冷。

临床上可根据病情分为轻、中、重 3 型,轻型可无症状或仅有一过性 ST-T 改变,第一心音减弱,或有心动过速,心脏浊音界正常,中、重型多有充血性心力衰竭和心源性休克的表现,如及时治疗,多数病例经数天或数年后可获痊愈,少数患者未能控制而死亡。特别是出现心源性休克者,如抢救不及时,可在数小时或数天内死亡,少数心力衰竭可呈慢性经过,反复发生,迁延数年,最后因心力衰竭难于控制而死亡。

新生儿时期柯萨奇 B 组病毒感染引起的心肌炎,病情常较重,一般生后数小时可发病,大多在生后 10 天内起病,发病突然,出现拒食、呕吐、发热、烦躁、气促、发绀、昏迷、惊厥或休克等,临床表现类似败血症,常伴有其他器官的炎症如脑膜炎、肝炎等,可因发生急性心力衰竭而在数小时内死亡。

三、辅助检查

(一)X 线检查

心脏大小正常或轻度至重度普遍增大,左心室较明显,心尖搏动减弱,常伴有肺淤血或肺水肿,少数可见心包积液或胸腔积液。

(二)心电图

心电图是诊断病毒性心肌炎的一个重要指标,对症诊断敏感性强而特异性差,常表现为 ST 段偏移,T 波低平、双向、倒置,QRS 低电压,Q-T 间期延长,还可见各种心律失常(如期前收缩、阵发性心动过速、房室传导阻滞、心房扑动、心房颤动及心室颤动等),慢性病例可见左心室肥厚。

(三)超声心电图

早期多见左心室和左心房内径扩大,左心室流出道增宽,大约 1/3 的病例可见左心室扩大,室间隔及左心室后壁运动幅度降低。

(四)心肌酶的检查

急性早期血清谷草转氨酶、肌酸激酶同工酶(CK-MB)及乳酸脱氢酶(LDH)含量均升高。其中 CK-MB 对心肌损伤的诊断较有意义。可作为心肌炎的早期诊断依据的 LDH 在体内分布较广泛,特异性差,相对来说 LDH 同工酶血清酶谱分析价值较大,正常的顺序为 $LDH_2 > LDH_1 > LDH_3 > LDH_4 > LDH_5$,如 $LDH_1 > LDH_2$ 或 $LDH_1 > 40\%$ 则对心肌炎诊断有意义。近年来国内外开展了血清心肌肌钙蛋白的检查,阴性率较高,时间维持较长,常用的有血清心肌肌钙蛋白(cTnT,cTnI),其中 cTnI 敏感性特异性较高。

(五)运动负荷试验

定期对幼儿或学龄儿童做踏车或食管心房心脏负荷试验,检查恢复期患儿心功能和心肌储备力,判断良性和病理性期前收缩。注意要从轻级开始,避免因突然激烈运动诱发心律失常而死亡。

(六)心内膜心肌活检

心内膜心肌活检作为诊断依据是特异性的方法,对判断病情、指导治疗、评价预后帮助极大,但有创伤性,且目前使用右心导管法取室间隔右面标本。而本病心肌损伤以左心室为主,并每次只取数小块组织,这样就难以反映全心病变,同时对同一患儿不同的病理学检查者所得结果差异很大。

(七)病毒病原学诊断

疾病早期可从咽拭子、粪便、血液、心包液中分离出病毒,双份血清(间隔2~3周)测定同型病毒抗体滴度升降 4 倍以上者有助于病原学诊断,但限于技术条件和设备条件,较难推广。20 世纪 90 年代以来逐渐开展了病毒核酸检查,其中核酸探针原位杂交法较准确,但需时较久,试剂需进口,故亦难于开展,聚合酶链式反应法比较简单,国内应用泛滥,假阳性率和假阴性率较高,经严格规范后应用有发展前途。

四、诊断及鉴别诊断

(一)临床诊断依据

(1)心功能不全,心源性休克或心脑综合征。

(2)心脏扩大(X 线、超声心动图检查具有表现之一)。

(3)心电图改变以 R 波为主的 2 个或 2 个以上主要导联(Ⅰ、Ⅱ、aVF、V_5)的

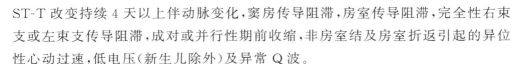

ST-T 改变持续 4 天以上伴动脉变化,窦房传导阻滞,房室传导阻滞,完全性右束支或左束支传导阻滞,成对或并行性期前收缩,非房室结及房室折返引起的异位性心动过速,低电压(新生儿除外)及异常 Q 波。

(4)CK-MB 水平升高或心肌肌钙蛋白(cTnI 或 cTnT)阳性。

(二)病原学诊断依据

1.确诊指标

自患儿心内膜、心肌、心包(活检,病理)或心包穿刺液检查中发现以下条件之一者可确诊心肌炎由病毒引起。

(1)分离到病毒。

(2)用病毒核酸探针查到病毒核酸。

(3)特异性病毒抗体阳性。

2.参考依据

有以下条件之一者结合临床表现可考虑心肌炎系病毒引起。

(1)自患儿粪便、咽拭子或血液中分离出病毒,且恢复期血清同型抗体滴度较第一份血清升高或降低 4 倍以上。

(2)病程早期患儿血中特异性 IgM 抗体阳性。

(3)用病毒核酸探针自患儿血中查到病毒核酸。

(三)确诊依据

(1)具备临床诊断依据 2 项,可临床诊断为心肌炎,发病同时或发病前 1～3 周有病毒感染的证据支持诊断。

(2)同时具备病原学确诊依据之一,可临床诊断为病毒性心肌炎;具备病原学参考依据之一,可临床诊断为病毒性心肌炎。

(3)凡不具备确诊依据,应给予必要的治疗或随诊,根据病情变化,确诊或除外心肌炎。

(4)应除外风湿性心肌炎、中毒性心肌炎、先天性心脏病、结缔组织及代谢性疾病的心肌损害,以及甲状腺功能亢进、原发性心肌病、心内膜弹力纤维增生、先天性房室传导阻滞、心脏自主神经功能异常、受体功能亢进及药物引起的心电图改变。

病毒性心肌炎应同风湿性心肌炎、中毒性心肌炎、皮肤黏膜淋巴结综合征、原发性心肌病、先天性心脏病、结缔组织病和代谢性疾病的心肌损害,先天性房室传导阻滞、高原性心脏病、克山病、良性期前收缩、神经功能或电解质紊乱及药物引起的心电图改变相鉴别。

五、治疗

目前无特效疗法,主要采取综合措施及对症治疗,关键是早期治疗,同时注意抗病毒,并防止病毒持续存在,晚期注意防止演变为心肌病,同时注意改善心功能。

(一)休息

休息对患儿至关重要,急性期不论症状轻重均需卧床休息,一般认为至少到体温正常后 3~4 周。有心力衰竭、心脏扩大者,休息应不少于 6 个月,且应等心力衰竭完全控制或心脏大小恢复正常后再逐步增加活动量。

(二)抗生素治疗

虽然抗生素对病毒性心肌炎无直接作用,但因细菌感染是本病的重要条件,特别是链球菌与心肌有共同抗原,感染链球菌后易引起变态反应性心肌损伤,因此在开始治疗时,应用青霉素或其他敏感抗生素治疗 1~2 周,以消除链球菌和其他敏感细菌。

(三)抗病毒治疗

本病是因病毒进入细胞导致发病,且先有病毒血症过程,故急性期症状显著可选用利巴韦林、阿昔洛韦等抗病毒药治疗,但由于抗病毒药多不能进入细胞,有人试用干扰素认为有效,还有人试用丙种球蛋白及牛磺酸进行动物实验,取得了较好的疗效。

(四)自由基消除剂及心脏营养剂的使用

1.维生素 C

维生素 C 作为一种还原剂,有消除过多自由基的作用,且可增加冠状动脉血流量,剂量为每天 100~200 g/(kg·d),疗程 4 周。

2.辅酶 Q10

辅酶 Q10 可激活细胞代谢和细胞呼吸,是心肌代谢的重要辅酶,在呼吸链中起递氢作用,能抑制线粒体的过氧化,从而保护心肌,每天肌内注射 5 g,连用1~3 个月。

3.能量合剂

通常用三磷酸腺苷(adenosine triphosphate,ATP),辅酶 A(50 U),胰岛素(4~6 U),10%氯化钾8 mL溶于 10%的葡萄糖 250 mL 中静脉滴注,每天或隔天 1 次,10 天为 1 个疗程。

4.1,6-二磷酸果糖

1,6-二磷酸果糖可改善心肌代谢,剂量为每天 $100\sim250$ mg/kg,每天 1 次,连用 $1\sim3$ 周。

5.肾上腺皮质激素的应用

对激素是否用于病毒性心肌炎,国内外都有争论,多数人认为只用于心源性休克和病中发生的完全性房室传导阻滞,对难控制的心力衰竭和其他治疗无效者,也可试用。病毒感染 $10\sim15$ 天内和轻症病例不用,一般使用氢化可的松 $15\sim20$ mg/(kg·d),静脉滴注,症状减轻后改为泼尼松口服,$1\sim2$ mg/(kg·d),疗程 $4\sim8$ 周。

(五)心源性休克的治疗

1.补液

心肌炎引起的心源性休克是由于心肌收缩无力,心排血量急剧下降导致的。为了恢复循环,保证入量,增加前负荷,应静脉补液,但不能过多过快,以免加重心脏负担,24 小时总量控制在 $1\,000\sim1\,200$ mL/m^2,可按下列顺序补液:①低分子右旋糖酐 10 mL/kg,$30\sim60$ 分钟滴完,可以恢复循环量,改善微循环,预防血栓形成。②有酸中毒者应输碳酸氢钠溶液 $10\sim15$ mL/kg,亦在 $30\sim60$ 分钟滴完。③其余所有液体量用维持液(每 100 mL 含氯化钠 0.18 g,氯化钾0.15 g,葡萄糖 $5\sim10$ g)补足,但应注意氯化钾应在患儿有尿排出后加入,以均匀速度在 $22\sim23$ 小时内输入。

2.大剂量维生素 C

建立另一条静脉通道,静脉注射维生素 C,剂量 $100\sim200$ mg/kg,用 10% 的葡萄糖溶液稀释,在开始抢救时缓慢静脉注射($5\sim10$ 分钟),如血压仍低或上升不稳定,可在半小时至 1 小时内重复注射 1 次,至血压稳定后,以同样剂量每 $6\sim12$ 小时注射 1 次。也可加用多巴胺,第一个 24 小时可用 $3\sim5$ mg 加入前述维持液 $200\sim300$ mL 中,按 $2\sim5$ μg/(kg·min)的速度静脉滴注,监测血压,根据血压及所输入的总液体量调整药物浓度和滴注速度,病情好转后,减量至停用多巴胺。

此外,还可使用激素和改善心肌代谢的药物 1,6-二磷酸果糖和能量合剂。

(六)控制心力衰竭和严重心律失常

值得提出的是,心肌炎症时心肌对洋地黄类药物较敏感,宜选用快速制剂,总量较一般情况下减少 $1/3\sim1/2$,每次剂量勿超过总量的 $1/3$。

第三节 心 内 膜 炎

心内膜炎指各种原因引起的心内膜炎症性疾病,常累及心脏瓣膜,也可累及室缺处、未闭动脉导管、动静脉瘘等处,按原因可分为感染性和非感染性两大类,非感染性心内膜炎包括风湿性心内膜炎、类风湿性心内膜炎等,本节主要阐述感染性心内膜炎。

一、病因

(一)心脏的原发病变

92%的感染性心内膜炎患者均有原发心脏病变,其中以先天性心脏病最为多见,约占78%,室缺最易合并感染性心内膜炎,其他依次为法洛四联症、动脉导管未闭、肺动脉瓣狭窄、主动脉瓣狭窄、主动脉瓣二叶畸形、房间隔缺损等;后天性心脏病,如风湿性瓣膜病、二尖瓣脱垂综合征等也可并发感染性心内膜炎。随着小儿心脏外科技术的发展,越来越多的小儿心脏病得以纠正、根治,但因此而留置在心腔内的装置或材料是近年来感染性心内膜炎常见的患病因素。

(二)病原体

几乎所有种类的细菌均可导致感染性心内膜炎,草绿色链球菌仍为最常见的致病菌,但所占比例已显著下降,近年来金黄色葡萄球菌、白色葡萄球菌、肠球菌、产气杆菌等革兰阴性杆菌引起的感染性心内膜炎显著增多,真菌性心内膜炎极少见。立克次体及病毒感染所致的心内膜炎甚罕见,少数情况下,感染性心内膜炎由一种以上的病原体引起,常见于人工瓣膜手术者。其他致病因素,如长期应用抗生素、糖皮质激素或免疫抑制剂等。

(三)诱发因素

约1/3的患儿在病史中可找到诱发因素,常见的诱发因素为矫治牙病和扁桃体摘除术。近年来心导管检查和介入性治疗、人工瓣膜置换、心内直视手术的广泛开展,也是感染性心内膜炎的重要诱发因素,其他诱发因素包括长期使用抗生素、肾上腺皮质激素、免疫抑制剂等。

二、病理及病理生理

正常人口腔和上呼吸道常聚集一些细菌,一般不会致病,只有在机体防御功能低下时可侵入血流,特别是口腔感染、拔牙、扁桃体摘除术时易侵入血流。当心腔内膜,特别是心瓣膜存在病理改变或先天性缺损时,细菌易在心瓣膜、心内膜和动脉内膜表面黏着、繁殖,从而形成心内膜炎。但若形成一种病变尚需下列条件,即双侧心室或大血管之间有较大的压力差,能够产生高速的血流,经常冲击心内膜面,使之损伤,心内膜下胶原组织暴露,血小板和纤维蛋白聚积形成无菌性赘生物,当有菌血症时,细菌易在上述部位黏附、定居,并繁殖,形成有菌赘生物。在病理上,受累部位多在压力低的一侧,如室缺感染性赘生物常见于缺损的右缘、三尖瓣的隔叶及肺动脉瓣;动脉导管未闭在肺动脉侧;主动脉瓣关闭不全在左心室等。当狭窄瓣孔及异常通道两侧心室或管腔之间的压力差越大时,湍流越明显,在压力低的一侧越易形成血栓和赘生物。当房间隔缺损、大型室缺、并发心力衰竭等时,由于异常通道两侧压力差减小,血流速度减慢,湍流相对不明显,一般较少并发感染性心内膜炎。

本病的基本病理改变是心瓣膜、心内膜及大血管内膜表面附着疣状感染性赘生物。赘生物由血小板、白细胞、红细胞、纤维蛋白、胶原组织和致病微生物等组成,心脏瓣膜的赘生物可致瓣膜溃疡、穿孔,若累及腱索和乳头肌,可使腱索缩短及断裂,累及瓣环和心肌时,可致心肌脓疡、室间隔穿孔、动脉瘤等,大的或多量的赘生物可堵塞瓣膜口或肺动脉,导致急性循环障碍。

赘生物受高速血流冲击可有血栓脱落,随血流散布到全身血管导致器官栓塞。右心的栓子引起肺栓塞;左心的栓子引起肾、脑、脾、四肢、肠系膜等动脉栓塞,微小栓子栓塞毛细血管出现皮肤瘀点。肾栓塞时可致梗死、局灶性肾炎或弥漫性肾小球肾炎;脑栓塞时可发生脑膜、脑实质、脊髓、脑神经等弥漫性炎症,产生出血、水肿、脑软化、脑脓疡、颅内动脉瘤破裂等病变,颅内动脉瘤破裂可引起颅内各部位的出血,如脑出血、蛛网膜下隙出血等。

三、临床表现

大多数患者有器质性心脏病,部分患者发病前有龋齿、扁桃体炎、静脉插管、介入治疗或心内手术史,临床症状可归纳为三方面:①全身感染症状。②心脏症状。③栓塞及血管症状。但同时具有以上三方面症状的典型患者不多,尤其2岁以下婴儿往往以全身感染症状为主,仅少数患儿有栓塞症状和(或)心脏杂音。本病起病缓慢,症状多种多样。

（一）感染症状

发热是最常见的症状，几乎所有的病例都有过不同程度的发热，热型不规则，热程较长，个别病例无发热，此外患者有疲乏、盗汗、食欲缺乏、体重减轻、关节痛、皮肤苍白等表现，病情进展较慢。

（二）心脏方面的症状

原有的心脏杂音可因心脏瓣膜的赘生物而发生改变，出现粗糙、响亮、呈海鸥鸣样或音乐样的杂音。原无心脏杂音者可出现音乐样杂音，约一半患儿由于心瓣膜病变、中毒性心肌炎等导致充血性心力衰竭，出现心音低钝、奔马律等。

（三）栓塞症状

视栓塞部位的不同而出现不同的临床表现，一般发生于病程后期，但约 1/3 的患者为首发症状，皮肤栓塞可见散在的小瘀点，指（趾）的腹面可触到隆起的紫红色的小结节，略有触痛，此即 Osler 小结。内脏栓塞可出现脾大、腹痛、血尿、便血，有时脾大很显著；肺栓塞可出现胸痛、咳嗽、咯血、肺部啰音等；脑动脉栓塞则有头痛、呕吐、偏瘫、失语、抽搐甚至昏迷等。病程久者可见杵状指（趾），但无发绀。

四、实验室检查

（一）血培养

血培养细菌为阳性是确诊感染性心内膜炎的重要依据，凡原因未明的发热、体温持续在 1 周以上，且原有心脏病者，均应积极反复多次进行血培养，以提高阳性率，若血培养阳性，还应做药物敏感试验。

（二）超声心动图

超声心动图检查能够检出直径＞2 mm 的赘生物，因此对诊断感染性心内膜炎很有帮助，此外在治疗过程中超声心动图检查还可动态观察赘生物大小、形态、活动和瓣膜功能状态，了解瓣膜损害程度，对决定是否做换瓣手术有参考价值。该检查还可发现原有的心脏病。

（三）CT

对怀疑有颅内病变者应及时做 CT，了解病变的部位、范围。

（四）其他

血常规可见进行性贫血，多为正细胞性贫血，白细胞计数增高和中性粒细胞比例升高,血沉加快,C反应蛋白阳性,血清球蛋白含量常增多,免疫球蛋白含量升高,循环免疫复合物及类风湿因子阳性,尿常规有红细胞,发热期可出现蛋白尿。

五、诊断

对原有心脏病的患儿,如出现1周以上不明原因的发热应想到本病的可能,诊断除了病史、临床表现外,血培养是确诊的关键,超声心动图对判断赘生物的数目、大小、形态、位置和瓣膜的功能有重要的价值,但结果阴性不能排除本病的诊断。

六、治疗

总的原则是积极抗感染、加强支持疗法,但在应用抗生素之前必须先做几次血培养和药物敏感试验,为选用抗生素及剂量提供指导。

(一)抗生素

应用原则是早期、联合应用、剂量足、选用敏感的杀菌药,疗程要长。在具体应用时,对不同的病原菌感染选用不同的抗生素。①草绿色链球菌,首选青霉素G 2 000万单位/天,分4次,每6小时1次,静脉滴注,疗程4~6周;加庆大霉素4~6 mg/(kg·d),每8小时1次,疗程2周;对青霉素过敏者可选用头孢菌素类或万古霉素。②金黄色葡萄球菌,对青霉素敏感者选用青霉素G 2 000万单位/天,加庆大霉素,用法同上;青霉素耐药才选用新青霉素Ⅱ或新青霉素Ⅲ 200~300 mg/(kg·d),分4次,每6小时1次静脉滴注。治疗不满意或对青霉素过敏者选用头孢菌素类或万古霉素:40~60 mg/(kg·d),分2~3次静脉滴注,疗程6~8周。③革兰阴性杆菌或大肠埃希菌,选用氨苄西林300 mg/(kg·d),分4次,每6小时1次静脉滴注,疗程4~6周,或用头孢哌酮或头孢噻肟三嗪200 mg/(kg·d),分4次,每6小时1次静脉滴注,疗程4~6周,加用庆大霉素2周。铜绿假单胞菌感染可加用羟苄西林200~400 mg/(kg·d),分4次,每6小时1次静脉滴注。④真菌,应停用抗生素,选用两性霉素B 0.10~0.25 mg/(kg·d),以后每天逐渐增加至1 mg/(kg·d),静脉滴注1次,可合用氟胞嘧啶50~150 mg/(kg·d),分3~4次服用。⑤病原菌不明或术后者,选用新青霉素Ⅲ加氨苄西林及庆大霉素,或头孢菌素类,或万古霉素。

上述抗感染药物应连用4~8周,用至体温正常,栓塞现象消失,血常规、血沉恢复正常,血培养阴性后逐渐停药。

（二）一般治疗

一般治疗包括细心护理,保证患者充足的热量供应,可少量多次输新鲜血或血浆,也可输注丙种球蛋白。

（三）手术治疗

近年来早期外科治疗感染性心内膜炎取得了良好效果。对心脏赘生物和污染的人造代用品清创、修复或置换损害的瓣膜,挽救了病情严重的患者,提高了治愈率。手术指征:①瓣膜功能不全引起的中、重度心力衰竭。②赘生物阻塞瓣膜口。③反复发生栓塞。④真菌感染。⑤经最佳抗生素治疗无效。⑥新发生的心脏传导阻滞。

第四节 心 律 失 常

正常情况下,心脏的搏动起源于窦房结,经结间束传至房室结,再经希氏束传至左、右束支,并通过普肯耶纤维网与心肌纤维相连。心脏搏动的频率、起源及传导的异常均可形成心律失常。小儿心律失常的病因及各种心律失常的发生率与成人不尽相同。在小儿,窦性心律不齐最常见,其次为各种期前收缩,阵发性室上性心动过速亦不少见;心房颤动、心房扑动及完全性束支传导阻滞较少见。先天性完全性房室传导阻滞及先天性心脏病术后心律失常较成人多见。

一、窦性心律失常

（一）窦性心动过速

1.概述

新生儿心率超过 200 次/分,婴儿超过 150 次/分,年长儿超过 120 次/分,即为心动过速。P 波为窦性,为窦性心动过速。

2.病因

窦性心动过速是一种代偿性反应,往往出现在发热、哭闹、运动或情绪紧张时。若发生在睡眠时,则应详细检查其原因,如贫血、慢性传染病、先天性心脏病、心肌炎、风湿热、心力衰竭及甲状腺功能亢进及应用肾上腺素或阿托品等。

3.临床表现

正常时小儿心率波动较大,一般随年龄增长心率减慢。新生儿期窦房结可以发放高达 190 次/分的冲动。这种快速心率常为患儿对外界刺激的反应,如情绪激动、发热、贫血、过度活动和劳累等。

4.心电图检查

心电图表现为每个 QRS 波前均有 P 波,P-Q 间期、Q-T 间期均在正常范围内。但婴儿在烦躁、哭闹时,窦性心动过速甚至超过每分钟 200 次,此时心电图可出现 T 波与 P 波重叠或融合,需与阵发性心动过速相鉴别。窦性心动过速的频率逐渐增快,P-P 间隔略有不齐,刺激迷走神经、压迫颈动脉窦可使心率稍减慢。

5.治疗

可根据病因治疗或加用镇静剂。洋地黄类药物对心力衰竭所引起的窦性心动过速,可控制心力衰竭而减慢心率;而对其他原因所引起的窦性心动过速则无效。普萘洛尔对甲状腺功能亢进所致的心动过速效果较好。

(二)窦性心动过缓

1.概述

新生儿心率<90 次/分,婴儿<80 次/分,年长儿<60 次/分为心动过缓。P 波为窦性,为窦性心动过缓。

2.病因

窦性心动过缓常由迷走神经张力过高或窦房结受损引起。

3.临床表现

窦性心动过缓可见于健康小儿,也可见于甲状腺功能减退和颅内压增高的疾病,如脑出血、脑肿瘤、脑膜炎等,应用洋地黄、利血平时,心率也可减慢。持久性心动过缓可为病态窦房结综合征的早期症状,应密切观察。

4.心电图检查

心电图表现为 Q-R 间期延长,Q-T 间期正常。在心率缓慢时常有逸搏发生。

5.治疗

一般针对原发病治疗。

(三)窦性心律不齐

1.概述

窦性心律不齐指脉搏在吸气时加速而在呼气时减慢,是小儿时期常见的生理现象。

2.病因

大多属于生理现象。在早产儿尤其多见,特别是伴有周期性呼吸暂停者。游走性心律在儿科多见,为窦房结起搏点在窦房结内或窦房结与房室结之间游走不定,P波形态及P-R间期呈周期性改变,常伴有窦性心律不齐。其临床意义同窦性心律不齐。

3.临床表现

临床表现为心律不规则。主要原因是迷走神经张力变化影响了窦房结起搏的频率。多数与呼吸有关,吸气时心率增快,呼气时相反。因此,呼吸加深、发热、惊厥及应用增强迷走神经张力的药物(如地高辛)时,心律不齐症状更明显;活动、屏气和应用阿托品后可消除心律不齐。

4.心电图检查

心电图表现为窦性P波,P-R间期正常,P-P间距不一致,相差>0.12秒。

5.治疗

一般不需要特殊处理。

二、异位心律

(一)期前收缩

1.概述

期前收缩是由心脏异位兴奋灶发放的冲动所引起,为小儿时期最常见的心律失常。异位起搏点可位于心房、房室交界或心室组织。分别引起房性、交界性及室性期前收缩,其中以室性期前收缩多见。

2.病因

此病常见于无器质性心脏病的小儿。可由疲劳、精神紧张、自主神经功能不稳定等所引起,但也可发生于心肌炎、先天性心脏病或风湿性心脏病。洋地黄、奎尼丁药物中毒,以及缺氧、酸碱平衡紊乱、电解质紊乱、心导管检查、心脏手术等均可引起期前收缩。健康学龄儿童中1‰~2‰有期前收缩。

3.临床表现

常缺乏主诉。年长儿可述心悸、胸闷。期前收缩次数因人而异,同一患儿在不同时间亦可有较大出入。某些患儿于运动后心率增快时期前收缩减少,但也有反而增多者。前者常提示无器质性心脏病,后者则可能有器质性心脏病。

4.心电图检查

(1)房性期前收缩的心电图特征:①P′波提前,并可与前一心动的T波重叠。

②P'-R 间期在正常范围。③期前收缩后代偿间歇不完全。④如伴有变形的 QRS 波则为心室内差异传导所致(图 4-1)。

(2)交界性期前收缩的心电图特征:①QRS 波提前,形态、时限与正常窦性心律基本相同。②期前收缩所产生的 QRS 波前或后有逆行 P'波,P'-R<0.10 秒。有时 P'波可与 QRS 波重叠,而辨认不清。③代偿间歇往往不完全(图 4-2)。

(3)室性期前收缩的心电图特征:①QRS 波提前,其前无异位 P 波。②QRS 波宽大、畸形,T 波与主波方向相反。③期前收缩后多伴有完全性代偿间歇(图 4-3)。

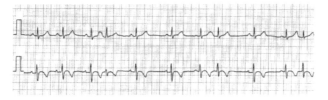

图 4-1 房性期前收缩

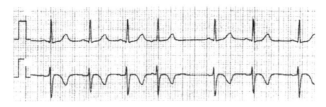

图 4-2 交界性期前收缩

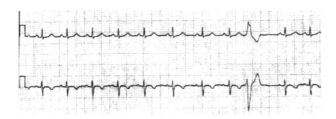

图 4-3 室性期前收缩

5.治疗

一般认为若期前收缩次数不多,无自觉症状,或期前收缩虽频发呈联律性,但形态一致,活动后减少或消失无需用药治疗。有些患者期前收缩可持续多年,但不少患者最终自行消退。对在器质性心脏病基础上出现的期前收缩或有自觉症状、心电图上呈多源性者,则应予以抗心律失常药物治疗。根据期前收缩的不同类型选用药物。可服用普罗帕酮或普萘洛尔等 β 受体阻滞剂。房性期前收缩若用之无效可改用洋地黄类药物。室性期前收缩必要时可选用利多卡因、美西律和莫雷西嗪等。同时应积极治疗原发病。

（二）阵发性室上性心动过速

1.概述

阵发性室上性心动过速是小儿最常见的异位快速性心律失常，是指异位激动在希氏束以上的心动过速，主要由折返机制造成，少数为自律性增高或平行心律。本病可发生于任何年龄，容易反复发作，但初次发病以婴儿时期多见。

2.病因

本病可发生于先天性心脏病、预激综合征、心肌炎、心内膜弹力纤维增生症等疾病的基础上。但多数患儿无器质性心脏疾病。感染为常见诱因，但也可因疲劳、精神紧张、过度换气、心导管检查等诱发。

3.临床表现

患儿常突然烦躁不安，面色青灰，皮肤湿冷，呼吸增快，脉搏细弱，常伴有干咳，有时呕吐。年长儿还可自诉心悸、心前区不适、头晕等。发作时心率突然增快，为 160～300 次/分，多数在 200 次/分以上，一次发作可持续数秒乃至数天。发作停止时心率突然减慢，恢复正常。此外，听诊时第一心音强度完全一致，发作时心率较固定而规则、呈阵发性等为本病的特征。发作持续超过 24 小时者，易引发心力衰竭。

4.心电图检查

P 波形态异常，往往较正常时小，常与前一心动的 T 波重叠，以致无法辨认。如能见到 P 波则 P-R 间期常为 0.08～0.13 秒。QRS 波形态同窦性（图 4-4）。发作持续时间较久者，可有暂时性 ST 段及 T 波改变。部分患儿在发作间歇期可有预激综合征表现。以往的发作史对诊断也很有帮助。体格检查心律绝对规则、心音强度一致，心率往往超出一般窦性心律范围，再结合上述心电图特征，诊断不太困难，但有时需与窦性心动过速及室性心动过速相鉴别。

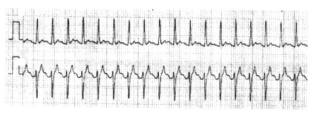

图 4-4　阵发性室上性心动过速

5.治疗

(1)兴奋迷走神经终止发作。

刺激咽部:对无器质性心脏病,无明显心力衰竭者可先用此方法,以压舌板或手指刺激患儿咽部,使之产生恶心、呕吐及使患儿深吸气后屏气。

压迫颈动脉窦法:以上方法无效时可试用此法,在甲状软骨水平扪及颈动脉搏动,以大拇指向颈椎方向压迫,先压迫右侧,时间为 10～20 秒,如无效可用同样方法再试压左侧,但禁忌两侧同时压迫。一旦心律转为正常,便停止压迫。

潜水反射法:用于年长儿或婴儿,将 5 ℃左右冷水毛巾敷于面部 15 秒左右。年长儿可令其吸气后屏气,将面部浸入 5 ℃的冷水,未终止者可停数分钟后重复。

(2)药物治疗:以上方法无效或当即有效但很快复发时,可考虑下列药物治疗。

洋地黄类药物:对病情较重,发作持续 24 小时以上,有心力衰竭者,宜首选洋地黄类药物。此药能增强迷走神经张力,减慢房室交界处传导,并能增强心肌收缩力,控制心力衰竭。室性心动过速或洋地黄中毒引起的室上性心动过速禁用此药。低钾、心肌炎、阵发性室上性心动过速伴房室传导阻滞或肾功能减退者慎用。

β受体阻滞剂:可试用普萘洛尔,小儿静脉注射剂量为每次0.01～0.15 mg/kg,以 5%葡萄糖溶液稀释后缓慢推注,不少于 5 分钟,必要时每 6～8 小时重复1 次。重度房室传导阻滞,伴有哮喘及心力衰竭者禁用。

维拉帕米:选择性钙通道阻滞剂。抑制钙离子进入细胞内,疗效显著。不良反应为血压下降,并可加重房室传导阻滞。剂量为每次 0.1 mg/kg,静脉滴注或缓慢推注,不超过 1 mg/min。

升压药物:通过升高血压使迷走神经兴奋,对阵发性室上性心动过速伴有低血压者更合适。常用制剂有甲氧明、去氧肾上腺素等。因增加心脏后负荷,需慎用。

(3)电学治疗:对个别药物疗效不佳者,除洋地黄中毒外可考虑用同步直流电复律。有条件者,可使用经食管心房调搏或经静脉右心房内调搏终止室上性心动过速。

(4)射频消融术:药物治疗无效,发作频繁,逆传型房室折返型心动过速可考虑使用此方法。

三、室性心动过速

（一）概述

室性心动过速是指起源于希氏束分叉处以下的 3 个以上宽大畸形 QRS 波组成的心动过速。

（二）病因

本病可由心脏手术、心导管检查、严重心肌炎、先天性心脏病、感染、缺氧、电解质紊乱等原因引起。但不少病例没有明确病因。

（三）临床表现

本病与阵发性室上性心动过速相似，但症状比较严重。小儿烦躁不安、苍白、呼吸急促。年长儿可主诉心悸、心前区疼痛，严重病例可有晕厥、休克、充血性心力衰竭等。发作短暂者血流动力学的改变较轻；发作持续 24 小时以上者则可发生显著的血流动力学改变。体检发现心率增快，常在 150 次/分以上，节律整齐，心音可有强弱不等现象。

（四）心电图检查

心电图特征：①心室率常为 150～250 次/分。QRS 波宽大畸形，时限增宽。②T 波方向与 QRS 波主波相反。P 波与 QRS 波之间无固定关系。③Q-T 间期多正常，可伴有 Q-T 间期延长，多见于多形性室性心动过速（简称室速）（图 4-5）。④心房率较心室率缓慢，有时可见到室性融合波或心室夺获。心电图是诊断室性心动过速的重要手段，但有时与室上性心动过速伴心室内差异传导的鉴别比较困难，必须综合临床病史、体检、心电图特点、对治疗措施的反应等仔细加以区别。

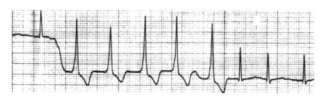

图 4-5　室性心动过速

（五）治疗

室性心动过速是一种严重的快速心律失常，可发展成心室颤动，致心脏性猝死。同时有心脏病存在者病死率可达 50％以上，所以必须及时诊断，予以适当处理。

药物可选用利多卡因，每次 0.5～1.0 mg/kg 静脉滴注或缓慢推注。必要时可每隔 10～30 分钟重复，总量不超过 5 mg/kg。此药能控制心动过速，但作用时间很短，剂量过大会引起惊厥、传导阻滞等毒性反应。伴有血压下降或心力衰竭者首选同步直流电复律[1～2 J/(s·kg)]，转复后再用利多卡因维持。预防复发可口服美西律、普罗帕酮、莫雷西嗪。

对多型性室上性心动过速伴 Q-T 间期延长者，如为先天性因素，则首选 β 受体阻滞剂，禁忌 Ⅰa，Ⅰc 及 Ⅲ 类药物和异丙肾上腺素。而后天性因素所致者，可选用异丙肾上腺素，必要时可试用利多卡因。

四、房室传导阻滞

(一)概述

房室传导阻滞是指由于房室传导系统膜部位的不应期异常延长，电激动从心房向心室传播过程中传导延缓或部分甚至全部不能下传的现象，临床上将房室传导阻滞分为 3 度：①一度房室传导阻滞。②二度房室传导阻滞。③三度房室传导阻滞。

(二)病因

一度房室传导阻滞在小儿中比较常见，大部分由急性风湿性心肌炎引起，但也可发生于发热、心肌炎、肾炎、先天性心脏病及个别正常小儿；在应用洋地黄时也能延长 P-R 间期。二度房室传导阻滞的产生原因有风湿性心脏病、各种原因引起的心肌炎、严重缺氧、心脏手术后及先天性心脏病（尤其是大动脉换位）等。三度房室传导阻滞在小儿较少见，病因可分为获得性与先天性两种，获得性者以心脏手术引起的最为常见，其次为心肌炎，此外新生儿低血钙与酸中毒也可引起，但一般为一过性；先天性者约 50% 患儿无心脏形态学改变，部分患儿有先天性心脏病或心内膜弹力纤维增生症等。

(三)临床表现

1.一度房室传导阻滞

一度房室传导阻滞本身对血流动力学并无不良影响，临床听诊除第一心音较低钝外，并无其他特殊体征，诊断主要通过心电图检查。但小儿 P-R 间期延长，直立或运动后可使 P-R 间期缩短至正常。此种情况说明 P-R 间期延长与迷走神经的张力过高有关。

2.二度房室传导阻滞

临床表现取决于基础心脏病变及由传导阻滞而引起的血流动力学改变。当心室率过缓时可引起胸闷、心悸,甚至产生眩晕和晕厥。听诊时除原有心脏疾病所产生的听诊改变外,尚可发现心律不齐,脱漏搏动。二度房室传导阻滞有二度Ⅰ型和二度Ⅱ型两种,前者较多见,但后者的预后比较严重,容易发展为完全性房室传导阻滞,发生阿-斯综合征。

3.三度房室传导阻滞

部分小儿并无主诉。获得性者以及有先天性心脏病者病情较重,因心排血量减少而自觉乏力、眩晕、活动时气短。最严重的表现为阿-斯综合征发作,小儿知觉丧失,甚至发生死亡。某些患儿则表现为心力衰竭及对应激状态的耐受能力降低。体格检查时脉率缓慢而规则。第一心音强弱不一,有时可闻及第三心音或第四心音。绝大多数患儿心底部可听到Ⅰ~Ⅱ级喷射性杂音,为心脏每次排血量增加引起的半月瓣相对狭窄所致。由于经过房室瓣的血流量也增加,所以可闻及舒张中期杂音。X线检查发现不伴有其他心脏疾病的三度房室传导阻滞者中60%患儿亦有心脏增大。

(四)心电图特征

1.一度房室传导阻滞

房室传导时间延长,心电图表现为P-R间期超过正常范围,但每个心房激动都能下传到心室(图4-6)。

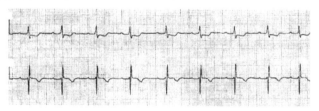

图4-6 一度房室传导阻滞

2.二度房室传导阻滞

窦房结的冲动不能全部传达至心室,因而造成不同程度的漏搏。又可分为两型。

(1)二度Ⅰ型(莫氏Ⅰ型,又称为文氏现象)。特点是P-R间期逐步延长,最终P波后不出现QRS波,在P-R间期延长的同时,R-R间期往往逐步缩短,且脱漏的前后两个R波的距离小于最短的R-R间期的两倍(图4-7)。

(2)二度Ⅱ型(莫氏Ⅱ型),此型特点为P-R间期固定不变,心房搏动部分不能下传到心室,发生间歇性心室脱漏,且常伴有QRS波的增宽(图4-8)。

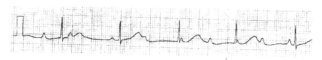

图 4-7 二度Ⅰ型

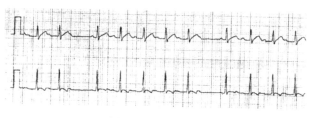

图 4-8 二度Ⅱ型

3.三度房室传导阻滞

房室传导组织有效不应期极度延长,使 P 波全部落在了有效不应期内,完全不能下传到心室,心房与心室各自独立活动,彼此无关。心室率较心房率慢(图 4-9)。

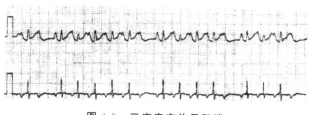

图 4-9 三度房室传导阻滞

(五)治疗

1.一度房室传导阻滞

应着重病因治疗,基本上不需要特殊治疗,预后较好。

2.二度房室传导阻滞

应积极治疗原发疾病。当心室率过缓、心排血量减少时,可用阿托品、异丙肾上腺素治疗。预后与心脏的基本病变有关。由心肌炎引起者最后可完全恢复。当阻滞位于房室束远端,有 QRS 波增宽者预后较严重,可能发展为完全性房室传导阻滞。

3.三度房室传导阻滞

有心功能不全症状或阿-斯综合征表现者需积极治疗。纠正缺氧与酸中毒可改善传导功能。由心肌炎或手术暂时性损伤引起者,肾上腺皮质激素可消除局部水肿。可口服阿托品、麻黄素,或异丙肾上腺素舌下含服,重症者应用阿托品 $0.01\sim0.03$ mg/kg 皮下注射或静脉注射,异丙肾上腺素 1 mg 溶于 $5\%\sim10\%$ 葡萄糖溶液 250 mL 中,持续静脉滴注,速度为 $0.05\sim2.00$ $\mu g/(kg \cdot min)$,然后根据心率调整速度。具备以下条件者应考虑安装起搏器:反复发生阿-斯综合征,药物治疗无效或伴心力衰竭者。一般先安装临时起搏器,经临床治疗有望恢复正常,若观察 4 周左右仍未恢复者,考虑安置永久起搏器。

第五节 心 力 衰 竭

心力衰竭指心脏不能泵出足够的血液以满足机体代谢所需的一种病理生理状态。可因心肌功能受损或血流动力学负荷过重引起。

心肌收缩功能受损所导致的心排血量降低,常见于心肌缺血性心脏病或原发性心肌病患者。因心脏舒张期充盈不足所致心排血量减少者少见,如流入道梗阻、限制性心肌病、缩窄性心包炎。在小儿,最常见的心力衰竭原因为心脏结构异常所造成的心室负荷异常,尽管此时心肌收缩力可能仍然正常。心脏负荷异常包括心室压力负荷过重和容量负荷过重。如存在流出道梗阻(主动脉瓣狭窄、肺动脉瓣狭窄),心室后负荷增加,即压力负荷增加;如有大量左向右分流、瓣膜严重反流或体循环动静脉瘘时,容量负荷增加。此外,在代谢亢进和(或)后负荷降低时,如甲状腺功能亢进、贫血,心脏需泵出更多血量以提供足够的氧和其他营养物质满足机体的需要,由此而造成的心力衰竭称高排血量型心力衰竭。上述原因可单独或共同存在。

一、病因学

(一)胎儿心力衰竭

随着胎儿超声检查的广泛应用,临床上越来越多的胎儿心力衰竭得到了诊断,其主要表现为腹腔、心包腔、胸腔的积液,严重时可有胎儿水肿。最常见原因为持续性室上性心动过速,可伴或不伴心脏结构异常。完全性房室传导阻滞伴缓慢心室率可在母亲患有系统性红斑狼疮时出现。心脏结构异常伴严重的瓣膜反流所致者及出生前卵圆孔早闭导致胎儿心力衰竭者较少见。此外,原发性心肌病如心内膜弹力纤维增生症、先天性心肌病和病毒性心肌炎所致者亦不常见。

高排血量型心力衰竭可能与严重的贫血或体循环动静脉瘘有关。

(二)新生儿心力衰竭

足月新生儿充血性心力衰竭多因心肌功能障碍所致,常见于围生期窒息所致的一过性心肌缺血,表现为血清心肌酶含量增高、乳头肌功能障碍伴房室瓣严重反流。继发原因包括代谢紊乱(低血糖、低血钙)和败血症,病毒性心肌炎为少见原因。

除前述的各种原因引起的严重贫血外,分娩时婴儿严重出血所致的贫血及其他溶血性贫血也可导致高排血量型心力衰竭。心律失常同样可导致心力衰竭。

生后第一天出现心力衰竭的心脏结构异常的心脏病多见于典型的右心室容量负荷过重者,最常见的畸形包括可能因三尖瓣发育不良所致的严重三尖瓣反流、一过性心肌缺血;肺动脉瓣缺如综合征所致的严重肺动脉瓣反流少见,此时可闻及高调的病理性杂音。

1.新生儿早期心力衰竭(生后第一周)

结构性心脏畸形尤其是左心室流出道梗阻(严重主动脉狭窄、水肿、主动脉弓中断)伴动脉导管闭锁,是导致心力衰竭的最重要原因,典型表现为动脉导管关闭而左心室后负荷急剧增高。在左心发育不全综合征时,动脉导管的收缩导致体循环、冠状动脉血流量减少,临床上即出现心力衰竭的表现。严重肺动脉瓣狭窄可表现为右心衰竭,但心房水平的右向左分流造成的中央型青紫更多见。在早产儿肺血管阻力快速降低时,若伴有呼吸窘迫综合征,血液通过未闭的动脉导管,会形成大量的左向右分流。

引起心力衰竭的其他原因,如继发的心肌功能障碍、心律失常。继发于围生期窒息的一过性心肌功能障碍少见。少数非心脏原因,如肾脏异常和内分泌异常亦可致心力衰竭。

2.小婴儿心力衰竭(生后 2~3 个月)

左向右分流型的心脏结构畸形多在此时期出现心力衰竭的典型表现,这与生后肺血管阻力降低和肺循环血流量增加有关。青紫型先天性心脏病如永存动脉干、不伴肺动脉血流梗阻的单心室和完全性肺静脉异位引流等常因伴氧合和非氧合血的混合和肺循环血流量增多而出现心力衰竭表现。同样,左冠状动脉异常起源于肺动脉者,可由于肺动脉压力下降使来自肺动脉的冠脉供血减少而出现心力衰竭。

心肌收缩功能的损害可因扩张型心肌病所致,其病因至今不明,亦可能与代谢性疾病有关。婴儿糖原贮积病自6周至3个月即可表现为心力衰竭症状及体征,其他症状包括肌张力降低、肌肉无力、跟腱反射消失。

非心脏原因如肾脏、内分泌疾病亦少见。因早产儿慢性肺部疾病所致的单纯右心衰竭并不少见,尽管体格检查时仍以胸部体征为主。

3.儿童及青少年心力衰竭

在儿童及青春期出现心力衰竭症状者并不常见。在手术前伴有心力衰竭的先天性心脏病患者往往在儿童早期即有心力衰竭的症状。但本年龄组亦可见许多后天性损害而致心力衰竭者。

二、病理生理

心脏异常负荷、心肌收缩或舒张功能异常均可致心力衰竭,心功能变化可用压力-容积关系曲线表示(图4-10)。随着容量负荷的增加,如大量的左向右分流,心室舒张末期容量增加(图4-10A),充盈压增加,致体肺静脉淤血。另一方面,压力负荷增加,如水肿,致每搏输出量减少(图4-10B)。为保持正常每搏输出量,舒张末期压力及容积增加,临床上出现静脉淤血症状。心肌收缩功能降低,压力-容积曲线降低,心脏射血功能减少(图4-10C)。为恢复每搏输出量,舒张末期压力和容积继续增加。舒张期充盈受损,舒张期压力-容积曲线左移(图4-10D),使一定的舒张末期压力下,每搏输出量减少。为维持一定的心排血量,必须使血容量增加,以增加心室的充盈。舒张期充盈压增加,临床表现为静脉的淤血。

心力衰竭的细胞学表现为肌纤维膜、肌浆网、肌纤维异常。心力衰竭患者常存在由钙离子流出所诱发的兴奋收缩耦联过程异常。有研究表明,在人类充血性心力衰竭患者及动物实验中肌浆网 ATP 酶、钙离子摄取功能降低。这些异常可降低肌浆网可释放的钙离子浓度而降低心肌收缩力,直接导致舒张期延长。同时对于肾上腺素能兴奋作用反应降低。人类心力衰竭患者后期心脏 β 受体数量减少,同时对于 β 受体激动剂的正性肌力作用反应降低。对于衰竭的心肌该反应利于减少能量消耗,亦是心力衰竭患者使用受体阻滞剂的原因之一。但受体敏感性降低可使心肌收缩力进一步降低。

心力衰竭时心脏代偿机制调节心脏及循环系统之间的关系。神经体液调节导致心力衰竭综合征。肾素-血管紧张素-醛固酮系统和交感神经系统的活化直接导致心肌毒性和外周血管收缩,使心室重构和心室功能恶化。水、钠潴留导致心脏扩大,继发性心房扩张致心房利钠肽释放,具有利尿、使尿钠含量增多、扩张血管的作用,但该因子导致心力衰竭的机制不明。根据 Frank-Starling 机制,心室扩张将导致每搏输出量增加。但扩张的心室为维持心室收缩压力需增加室壁张力,这将使耗氧量增加。为此,心肌逐渐代偿性肥厚以降低室壁张力和降低心肌耗氧量。多种机制和体液刺激导致心肌肥厚。但严重的心肌肥厚将导致心内膜下缺血。压力负荷过重常导致室壁增厚直至心力衰竭晚期心室才出现扩张。相反,心腔扩张在任何时期均为心脏容量负荷过重的表现。为增加心排血量,肾上腺素能活性增加。β肾上腺素能活性增强致心率和心肌收缩力增加以改善体循环心排血量。提高 α 肾上腺素能活性可导致心排血量的重新分配,机体可以通过肾脏、胃肠道和皮肤血管床的收缩来减少这些器官的血供,以保证心肌和中枢神经系统的血液供给。随着后负荷的增加,心脏收缩功能将进一步受到损害。

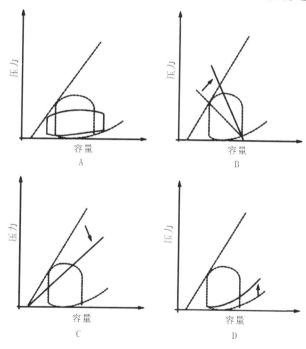

图 4-10 充血性心力衰竭

新生儿代偿机制不完善,心脏舒张期容量较高,因而舒张期容量储备有限。此外,心肌的静止张力较任何牵张程度都高,意味着心室顺应性降低,因此不能充分耐受容量负荷的增加,舒张末期压力过高在早期即可发展为肺水肿。心肌收缩使新生儿心肌静息长度下产生的张力低于成人,与其中无收缩成分占优势有关。此外,对于后负荷增加而产生张力的能力亦有限。新生儿尚有心室间的相互依赖。因此,一侧心室的压力或容量负荷增加将影响另一侧心室的充盈和功能。

三、遗传学

过去的一二十年,基因表达改变在心力衰竭的病理生理学机制中所起的作用已受到重视。大量工作集中于遗传性心肌病的研究。编码肌小节蛋白,包括肌球蛋白链、肌钙蛋白和心肌收缩系统的其他成分的基因发生突变已被证明可导致家族性肥厚性心肌病。家族性扩张性心肌病被认为与基因突变有关,包括X性连锁扩张性心肌病中的营养障碍基因突变及晚近发现的肌动蛋白基因突变。儿童慢性心肌病的其他病因,如先天性心脏病等的分子水平研究较少。许多慢性心肌病都有一共同的基因表达形式,即胎儿基因程序的表达上调,胎儿肌动蛋白和肌凝蛋白亚型亦出现表达异常。此外,已有研究证实,可以改变衰竭心肌获取钙离子能力的钙调蛋白也有显著变化。在形成心功能衰竭的过程中,常伴随有其他蛋白通过转录、翻译、磷酸化激活等方式进行的调节。衰竭的心脏可通过增加血管紧张素转换酶活性和心肌张力使心肌细胞局部释放血管紧张素 II。β 肾上腺素能系统的重要作用已被转基因鼠模型所证实。具有心肌特异性 β_2 受体过度表达型的转基因鼠患扩张型心肌病的比例较高。β 肾上腺素能信号系统其他方面的过度表达同样可损害心室功能。儿科心血管病工作者所面临的挑战是应用这些成果来治疗他们的患者。

四、临床表现

在充血性心力衰竭的诊断中病史非常重要。婴儿主要的体力消耗为吃奶,常见症状为吃奶时呼吸急促,易疲劳。以后安静时亦可出现。此外,有反复下呼吸道感染病史。肾上腺素能神经紧张性增强致多汗,吃奶时尤甚。由于热量摄取减少而消耗增多,患儿生长发育落后。年长儿及青少年可表现为体重减轻、精神不振,另外,水潴留可致体重在短期内增加。呼吸急促、活动能力降低为特征性表现。年长儿偶有端坐呼吸或发作性夜间呼吸困难病史,但该主诉在儿科极少见。偶有继发于胃肠道淤血的食欲缺乏、恶心等症状。心力衰竭代偿阶段过度的水盐摄入可加重心力衰竭的症状和体征。

体格检查可发现体循环心排血量减少,体循环、肺循环静脉淤血,心动过速是机体增加心排血量的一种适应性代偿。体循环血量减少表现为肢端发凉、毛细血管再充盈时间延长、外周血管搏动减弱。心脏检查时心力衰竭的征象常被心脏结构异常所遮盖,心脏常扩大。顺应性下降、相对僵硬的心室快速充盈可导致第三心音增强而形成奔马律,此外,还有呼吸急促、呼吸困难和肋间隙凹陷等肺静脉淤血体征。婴儿的小气道水肿可致哮鸣音,湿啰音少见,一旦出现为并发肺炎的表现。严重充血性心力衰竭时,因肺内液体积聚、气体交换出现障碍,患儿可产生轻度的青紫。低心排血量和氧摄取量增加导致周围性发绀,体静脉淤血表现为肝大。婴儿由于颈部短,颈静脉扩张不易观察。外周水肿在婴儿极少见,即使在年长儿亦仅当右侧心力衰竭严重或心室充盈严重受限,如限制性心包炎和限制性心肌病时才出现。

由纽约心脏协会制定的分类方法对于判定年长儿和青少年心力衰竭严重程度有重要作用。该分类方法依据机体因疲劳综合征引起的活动能力受限程度以及是否有因心脏疾病导致的心悸、呼吸困难或咽峡炎来进行判定。Ⅰ级,活动能力不受限;Ⅱ级,一般体力活动后出现上述症状;Ⅲ级,轻微活动即可出现;Ⅳ级,安静时出现症状。对于婴儿和幼儿,有学者曾提出另一种分类方法:Ⅰ级,无活动受限及症状;Ⅱ级,有中等程度的呼吸急促或吃奶时多汗、疲劳及喂奶时间延长、生长发育落后;Ⅲ级,上述症状明显;Ⅳ级,安静时即可有呼吸急促、呻吟或多汗。

五、辅助检查

(一)胸部 X 线检查

胸部 X 线检查均表现为心影扩大,限制性心肌病和缩窄性心包炎例外。肺血管纹理常增多,与肺动静脉淤血鉴别较困难。胸腔积液少见。

(二)心电图

心电图对诊断心力衰竭无特异性,可表现为非特异性的 T 波及 ST 段改变。

(三)实验室检查

由于肺静脉严重淤血,血气分析示动脉氧分压降低和呼吸性酸中毒。另外,代谢性酸中毒意味着严重的体循环障碍。电解质紊乱包括低钠血症、低氯血症和碳酸氢盐增加。低钠血症为水潴留所致,肾脏对呼吸性酸中毒的代偿导致低氯血症和碳酸氢盐增加。

(四)超声心动图

超声心动图可了解潜在的心脏结构损害及血流动力学异常。此外,还可无创性估计心脏收缩和舒张功能。另外,对心力衰竭患者的随访和对治疗效果的评价的系列研究对临床具有一定的指导意义。

（五）心导管检查

诊断性心导管检查并非必需的检查，但对诊断和治疗有特殊意义时仍需进行。对疑有心肌病和心内膜弹力纤维增生症者需行心内膜心肌活体组织检查。心力衰竭导致心律失常者可考虑心电生理检查。

六、治疗

一般治疗包括卧床休息、抬高头部和肩部以改善肺功能，限制液体摄入量，高热能饮食，吸氧，呼吸困难严重时予以机械通气支持。如有大的左向右分流，吸氧宜慎重，因其可降低肺血管阻力而加重左向右的分流。

特殊治疗方法需根据不同的病因而定。但以下原则适用于大多数患者：药物治疗，消除诱发因素（如感染、心律失常、电解质紊乱）及对导致心力衰竭的根本原因进行手术或心导管介入治疗。循环系统机械支持（主动脉内球囊反搏或心室辅助系统）可帮助患儿顺利度过危险期。对于晚期心力衰竭患者，心脏移植为唯一的可行措施。

在此主要讨论心力衰竭的药物治疗，减轻体循环静脉淤血（利尿剂），改善心肌收缩功能（正性肌力药物）或减轻心脏后负荷（血管扩张剂）。

（一）利尿剂

利尿剂用于减轻心脏过多的容量负荷，降低心室壁压力，从而消除心肌重构的潜在刺激因素。临床常用的利尿剂有襻利尿剂、醛固酮拮抗剂和噻嗪类。襻利尿剂（呋塞米、依他尼酸）常用且有效。螺内酯为一种醛固酮拮抗剂，有较轻的利尿效果，但因可降低成人心力衰竭患者病死率和住院率，近来正在引起关注。通常和呋塞米联合使用以减少尿中钾离子的丢失。氯噻嗪利尿作用较弱，美托拉宗为一种较强的噻嗪类利尿剂，患儿伴有严重的水潴留且对呋塞米不敏感时使用有确切疗效。常见并发症有电解质、酸碱平衡紊乱（低钠血症、低钾血症、使用保钾利尿剂所致的高钾血症、低血容量所致的代谢性碱中毒）。长期使用襻利尿剂和噻嗪类利尿剂可致高尿酸血症，但患儿常无症状。

（二）地高辛

地高辛为治疗婴儿和儿童心力衰竭的最基本、最常用的洋地黄类药物，其主要作用为抑制钠-钾泵 ATP 酶活性，减少钠离子由细胞内流出导致钠、钙竞争及钠钾交换机制的运行。细胞内钙离子浓度逐渐增加，使心肌收缩能力增强。心肌收缩力的增强和临床症状的改善并不一致。有证据表明，强心苷可以提高副交感神经以及动脉血管压力感受器的活性,从而降低中枢交感神经冲动,产生一种有利的神经体液调节作用。

地高辛可静脉用于急性的或严重的心力衰竭。但其他可静脉给药的正性肌力药物可能更安全、更有效。许多婴儿和儿童,可不用负荷量只用维持量口服,4～5天内可达洋地黄化量。地高辛治疗量和中毒量非常接近,使用时应慎重,以产生避免致命的并发症。地高辛中毒临床表现多样。心外表现包括恶心、呕吐、视力障碍和行为异常。心律失常包括心动过缓、室上性心动过速、室性心动过速、异位节律。地高辛中毒治疗包括停药,测定血药浓度,治疗心律失常,避免低钾血症,如有生命危险可使用特异性抗原结合抗体。

(三)其他正性肌力药物

对于低心排血量状态的紧急处理可使用某些正性肌力药物静脉滴注,通常此类药物主要具有 β_1 受体兴奋作用。多巴胺直接刺激 β_1 受体,使心肌释放去甲肾上腺素。多巴酚丁胺是另一种 β_1 受体兴奋剂,但其影响心肌收缩力的作用与前者相比较弱。小剂量的肾上腺素在增强心肌收缩力的同时可扩张收缩的血管床,大剂量有强烈的血管收缩作用。异丙肾上腺素只是 β_1 受体和 β_2 受体激动剂,因其可致心律失常,临床少用。

(四)血管扩张剂

血管扩张剂可降低心脏前、后负荷,一定剂量时可降低血压。血管扩张剂通过舒张小动脉平滑肌以降低后负荷;另外可降低前负荷,以减少肺循环、体循环静脉的淤血。在术后早期,如需控制血压和调节前、后负荷以便达到最大的心排血量,临床上常用硝普钠、硝酸甘油、氨力农、米力农。另外,如需长期减轻后负荷,则用硫酸双肼屈嗪和血管紧张素转换酶抑制剂。

本类药物中,只有血管紧张素转换酶抑制剂被证实在成人中长期使用可降低病死率。除血管扩张作用外,血管紧张素转换酶抑制剂还可防止和逆转心肌纤维化。在临床上用血管紧张素转换酶抑制剂治疗患有大量左向右分流的先天性心脏病和扩张型心肌病的婴儿和儿童时,效果良好。临床上多选用卡托普利和依那普利。应用这些药物可造成高钾血症,因此临床上不应同时补钾,亦不必使用保钾利尿剂(如螺内酯)。

(五)磷酸二酯酶抑制剂

新型的磷酸二酯酶抑制剂可提高心肌收缩力和扩张外周血管。目前,临床上常用的氨力农和米力农主要通过作用于磷酸二酯酶Ⅲ,来抑制 cAMP 的灭活,心肌细胞内 cAMP 含量增加可使细胞内钙离子浓度增加和心肌收缩力增强。血管平滑肌中 cAMP 的增加可抑制蛋白激酶活性导致血管扩张和后负荷降低。不良反应包括低血压、心律失常和血小板计数减少,尤在使用氨力农后易发生。目前,北美洲多家医疗中心对儿科心脏术后低心排血量综合征高危人群预防性使用米力农的安全性和有效性的随机双盲安慰剂对照研究正在进行中。

(六)β 受体阻滞剂

近来的临床应用表明,β 受体阻滞剂可通过肌细胞的生物学改变提高心肌收缩力,增加左心室射血分数,降低左心室容量负荷。其可能的机制是屏蔽儿茶酚胺的心肌毒性作用,上调 β_1 受体的表达以及逆转过度的神经-体液刺激。第三代 β 受体阻滞剂另有血管扩张作用,可有效地改善血流动力学。有限的研究表明,对儿童此类药物可改善左心室功能,提高运动耐量,减少了特发性心肌病、药物诱发或遗传性心肌病的心脏移植概率。

第五章

消化系统常见病

第一节 胃　　炎

胃炎是由多种病因引起的胃黏膜炎症,根据病程分为急性和慢性两类,前者多为继发性,后者以原发性多见。近几年随着胃镜在儿科的普及应用,儿童胃炎的检出率明显增高。

一、急性胃炎

急性胃炎是由不同病因引起的胃黏膜急性炎症。病变严重者可累及黏膜下层与肌层,甚至深达浆膜层。临床上按病因及病理变化的不同,分为急性单纯性胃炎、急性糜烂性胃炎、急性腐蚀性胃炎及急性化脓性胃炎,其中临床上以急性单纯性胃炎最为常见,而由于抗生素广泛应用,急性化脓性胃炎已罕见。儿童中以单纯性与糜烂性多见。

(一)病因

1.微生物感染或细菌感染

进食微生物和细菌毒素污染的食物后引起的急性胃炎中,多见沙门菌属、嗜盐杆菌属及某些病毒等。细菌毒素以金黄色葡萄球菌产生的毒素多见,偶为肉毒杆菌毒素。近年发现幽门螺杆菌也是引起急性胃炎的一种病原菌。

2.化学因素

(1)药物:水杨酸盐类药物,如阿司匹林及吲哚美辛等。

(2)误食强酸(如硫酸、盐酸和硝酸)及强碱(如氢氧化钠和氢氧化钾)引起胃壁腐蚀性损伤。

(3)误食毒蕈、砷、灭虫药及杀鼠剂等化学毒物,均可刺激胃黏膜引起炎症。

3.物理因素

进食过冷、过热的食物或粗糙食物均可损伤胃黏膜,引起炎症。

4.应激状态

某些危重疾病,如新生儿窒息、颅内出血、败血症、休克及大面积烧伤等使患儿处于严重的应激状态是导致急性糜烂性胃炎的主要原因。

(二)发病机制

(1)外源性病因可严重破坏胃黏液屏障,导致氢离子及胃蛋白酶的逆向弥散,引起胃黏膜的损伤而发生糜烂、出血。

(2)应激状态使去甲肾上腺素和肾上腺素大量分泌,内脏血管收缩,胃血流量减少,缺血、缺氧进一步使黏膜上皮的线粒体功能降低,影响氧化磷酸化过程,使胃黏膜的糖原贮存减少。而胃黏膜缺血时,不能清除逆向弥散的氢离子;缺氧和去甲肾上腺素又使碳酸氢根离子分泌减少,前列腺素合成减少,削弱胃黏膜屏障功能,导致胃黏膜急性糜烂性炎症。

(三)临床表现及分型

1.急性单纯性胃炎

起病较急,多在进食污染食物数小时后发病,症状轻重不一,表现为上腹部不适、疼痛,甚至剧烈的腹部绞痛。厌食、恶心、呕吐,若伴有肠炎,可有腹泻。若为药物或刺激性食物所致,症状则较轻,局限在上腹部,体格检查有上腹部或脐周压痛,肠鸣音可亢进。

2.急性糜烂性胃炎

急性糜烂性胃炎多在机体处在严重疾病应激状态下诱发,起病急骤,常以呕血或黑粪为突出症状,大量出血可引起晕厥或休克,伴重度贫血。

3.急性腐蚀性胃炎

误服强酸、强碱史,除口腔黏膜糜烂、水肿外,有中上腹剧痛、恶心、呕吐、呕血和黑粪表现,并发胃功能紊乱,急性期过后可遗留贲门或幽门狭窄,出现呕吐等梗阻症状。

(四)实验室检查

感染性因素引起者其外周血白细胞计数一般增高,中性粒细胞比例增大。腹泻者,粪便常规检查有少量黏液及红细胞、白细胞。

(五)影像学检查

1.内镜检查

胃黏膜明显充血、水肿,黏膜表面覆盖厚的黏稠炎性渗出物,糜烂性胃炎则在上述病变上见到点、圆、片、线状或不规则形糜烂,中心为红色新鲜出血或棕红色陈旧性出血,伴白苔或黄苔,常为多发亦可为单个。做胃镜时应同时取胃黏膜做幽门螺杆菌检测。

2.X 线检查

胃肠钡餐检查可见病变黏膜粗糙,局部有压痛,但不能发现糜烂性病变,且不能用于急性或活动性出血患者。

(六)诊断与鉴别诊断

急性胃炎无特征性临床表现,诊断主要依靠病史及内镜检查,以上腹痛为主要症状者应与下列疾病鉴别。

1.急性胰腺炎

急性胰腺炎有突然发作的上腹部剧烈疼痛,放射至背部及腰部,血清淀粉酶升高,B超或 CT 显示胰腺肿大,严重者腹腔穿刺可抽出血性液体且血清淀粉酶增高。

2.胆道蛔虫症

胆道蛔虫症可骤然发生上腹部剧烈绞痛,可放射至左肩部、右肩部及背部,发作时辗转不安,剑突下偏右压痛明显,可伴呕吐,有时吐出蛔虫,B超见胆总管内有虫体异物。

(七)治疗

1.单纯性胃炎

单纯性胃炎以对症治疗为主,去除病因,解痉止吐,口服胃黏膜保护剂,对细菌感染尤其伴有腹泻者可选用小檗碱、卡那霉素及氨苄西林等抗生素。有幽门螺杆菌感染者,则应做清除治疗。

2.糜烂性胃炎

应控制出血,去除应激因素,可用 H_2 受体拮抗剂:西咪替丁 $20\sim40$ mg/(kg·d),法莫替丁 $0.4\sim0.8$ mg/(kg·d),或质子泵抑制剂奥美拉唑$0.6\sim0.8$ mg/(kg·d),以及应用止血药。

3.腐蚀性胃炎

应根据腐蚀剂性质给予相应的中和药物,如口服氢氧化铝-镁乳合剂、牛奶和鸡蛋清等治疗强酸剂腐蚀。

二、慢性胃炎

慢性胃炎是指各种原因持续反复作用于胃黏膜所引起的慢性炎症。慢性胃炎发病原因尚未明了,各种饮食、药物、微生物、毒素及胆汁反流,均可能与慢性胃炎的发病有关。近年的研究认为,幽门螺杆菌的胃内感染是引起慢性胃炎最重要的因素,其产生的机制与黏膜的破坏和保护因素之间失去平衡有关。

(一)病因及发病机制

1.幽门螺杆菌

自从 1983 年澳大利亚学者 Warren 和 Marshall 首次从慢性胃炎患者的胃黏液中分离出幽门螺杆菌以来,大量的研究表明,幽门螺杆菌与慢性胃炎密切相关。在儿童中原发性胃炎幽门螺杆菌感染率高达 40%,慢性活动性胃炎高达90% 以上,而正常胃黏膜几乎很难检出幽门螺杆菌。感染幽门螺杆菌后,胃部病理形态改变主要是胃窦黏膜小结节、小颗粒隆起,组织学显示淋巴细胞数目增多,淋巴滤泡形成,用药物将幽门螺杆菌清除后胃黏膜炎症明显改善。此外,成人健康志愿者口服幽门螺杆菌证实可引发胃黏膜的慢性炎症,并出现上腹部痛、恶心及呕吐等症状;用幽门螺杆菌感染动物的动物模型也获得了成功,因此幽门螺杆菌是慢性胃炎的一个重要病因。

2.化学性药物

小儿时期经常感冒和发热,反复使用非甾体抗炎药,如阿司匹林和吲哚美辛等,使胃黏膜内源性保护物质前列腺素 E_2 减少,胃黏膜屏障功能降低,而导致胃黏膜损伤。

3.不合理的饮食习惯

食物过冷、过热、过酸、过辣、过咸,或经常暴饮暴食、饮食无规律等均可引起胃黏膜慢性炎症,食物中缺乏蛋白质及 B 族维生素也使慢性胃炎的易患性增加。

4.细菌、病毒和(或)其毒素

鼻腔、口咽部的慢性感染病灶,如扁桃腺炎、鼻旁窦炎等细菌或其毒素被吞入胃内,长期慢性刺激可引起慢性胃黏膜炎症。有报道 40% 的慢性扁桃腺炎患者其胃内有卡他性改变。急性胃炎之后胃黏膜损伤经久不愈,反复发作亦可发展为慢性胃炎。

5.十二指肠液反流

幽门括约肌功能失调时,使十二指肠液反流入胃。十二指肠液中含有胆汁、肠液和胰液。胆盐可降低胃黏膜屏障对氢离子的通透性,并使胃窦部 G 细胞释放胃泌素,增加胃酸分泌,氢离子通过损伤的黏膜屏障并弥散进入胃黏膜引起炎症变化、血管扩张及炎性渗出物增多,使慢性胃炎持续存在。

(二)临床表现

小儿慢性胃炎的症状无特异性,多数有不同程度的消化不良症状,临床表现的轻重与胃黏膜的病变程度并非一致,且病程迁延。主要表现是反复腹痛,无明显规律性,通常在进食后加重。疼痛部位不确切,多在脐周。幼儿腹痛可仅表现不安和正常进食行为改变,年长儿症状似成人,常诉上腹痛,其次有嗳气、早饱、恶心、上腹部不适及泛酸。进食硬、冷、辛辣等食物或受凉、气温下降时可引发或加重症状。部分患儿可有食欲缺乏、乏力、消瘦及头晕,伴有胃黏膜糜烂者可出现黑便。体征多不明显,压痛部位可在中上腹或脐周,范围较广泛。

(三)实验室检查

1.胃酸测定

浅表性胃炎胃酸正常或偏低,萎缩性胃炎则明显降低,甚至缺酸。

2.幽门螺杆菌检测

幽门螺杆菌检测包括胃镜下取胃黏液直接涂片染色,组织切片染色找幽门螺杆菌,幽门螺杆菌培养,尿素酶检测。其次是非侵入法,利用细菌的生物特性,特别是幽门螺杆菌的尿素酶水解尿素的能力而形成的呼气试验(^{13}C 尿素呼气试验)检测幽门螺杆菌。血清学幽门螺杆菌 IgG 抗体的测定,因不能提供细菌当前是否存在的依据,故不能用于目前感染的诊断,主要用于筛查或流行病学调查。以上方法中,以尿素酶法最为简便、快速,常一步完成。^{13}C 尿素呼气试验因价格较高,临床普及受到限制。

3.其他检查

在 A 型萎缩性胃炎(胃体胃炎)血清中可出现壁细胞抗体、胃泌素抗体和内因子抗体等。多数萎缩性胃炎的血、尿胃蛋白酶原分泌减少,而浅表性胃炎多属正常。恶性贫血时血清维生素 B_{12} 水平明显减少。

(四)X 线钡餐检查

X 线钡餐检查对慢性胃炎的诊断无太大帮助。依据国外资料,胃镜确诊为慢性胃炎者 X 线检查显示有胃黏膜炎症者仅有 20%~25%。

(五)胃镜检查

胃镜检查是慢性胃炎最主要的诊断方法,并可取黏膜活体组织做病理学检查。慢性胃炎在胃镜下表现为充血、水肿,反光增强,胃小凹明显,黏膜质脆易出血;黏液增多,微小结节形成,有局限或大片状新鲜或陈旧性出血点及糜烂。当胃黏膜有萎缩改变时,黏膜失去正常的橘红色,色泽呈灰色,皱襞变细,黏膜变薄,黏膜下血管显露。病理组织学改变,上皮细胞变性,胃小凹上皮细胞增生,胃黏膜固有层炎症细胞浸润,腺体萎缩,炎症细胞主要是淋巴细胞及浆细胞。

(六)诊断与鉴别诊断

慢性胃炎无特殊性表现,单凭临床症状诊断较为困难,对反复腹痛与消化不良症状的患儿确诊主要依靠胃镜检查与病理组织活体检查。根据有无腺体萎缩诊断为慢性浅表性胃炎或慢性萎缩性胃炎。根据炎症程度分为轻度(炎症浸润仅限于黏液的浅表 1/3)、中度(炎症累及黏膜的浅层 1/3～2/3)及重度(炎症超过黏膜浅层 2/3 以上)。此外,常规在胃窦大弯或后壁距幽门 5 cm 内取组织切片染色,快速尿素酶试验或细菌培养,或^{13}C 尿素呼气试验检查幽门螺杆菌,如阳性则诊断为"幽门螺杆菌相关性胃炎"。发现幽门口收缩不良,反流增多,胆汁滞留胃内,病理切片示纤维组织增生,常提示胃炎与胆汁反流有关。

鉴别诊断:在慢性胃炎发作期时,可通过胃镜、B 超、24 小时 pH 监测综合检查,排除肝、胆、胰、消化性溃疡及反流性食管炎。在胃炎发作期,应注意与胃穿孔或阑尾炎早期鉴别。

(七)预防

早期去除各种诱发或加重胃炎的原因,避免精神过度紧张、疲劳与各种刺激性饮食,注意气候变化,防止受凉,积极治疗口腔及鼻咽部慢性感染灶,少用对胃黏膜有刺激的药物。慢性胃炎尚无特殊疗法,无症状者无需治疗。

(1)饮食:宜选择易消化无刺激性食物,少吃冷饮与调味品。

(2)根除幽门螺杆菌:对幽门螺杆菌引起的胃炎,尤其是活动性胃炎,应给予抗幽门螺杆菌治疗。

(3)有腹胀、恶心、呕吐者,给予胃动力药物,如西沙比利。

(4)高胃酸或胃炎活动期者,可给予 H_2 受体拮抗剂:西咪替丁、雷尼替丁和法莫替丁。

(5)有胆汁反流者,给予铝碳酸镁和能与胆汁酸结合及促进胆汁排空的药物。

第二节　消化性溃疡

消化性溃疡是指那些接触消化液(胃酸和胃蛋白酶)的胃肠黏膜及其深层组织的一种局限性黏膜缺损,其深度达到或穿透黏膜肌层。溃疡好发于十二指肠和胃,但也可发生于食管、小肠及胃肠吻合口处,极少数发生于异位的胃黏膜。本病95%以上发生在胃和十二指肠,即又称为胃溃疡和十二指肠溃疡。近年来随着诊断技术的进步,尤其是消化内镜在儿科的普及应用,该病的检出率明显上升。

一、病因及发病机制

消化性溃疡的病因繁多,有遗传、精神、环境、饮食、吸烟及内分泌等因素,迄今尚无定论,发病机制多倾向于攻击因素-防御因素失衡学说。正常情况下胃黏膜分泌黏液,良好的血液运输、旺盛的细胞更新能力及胃液分泌的调节机制等防御因素处于优势,或与盐酸、胃蛋白酶及幽门螺杆菌等攻击因素保持平衡;一旦攻击因素增强和(或)防御因素削弱则可形成溃疡。目前认为,在上述因素中两大环境因素对大多数溃疡患者的发病有重要意义,即幽门螺杆菌感染与非甾体抗炎药的使用。

(一)致消化性溃疡的有害因素

消化性溃疡形成的基本因素是胃酸及胃蛋白酶分泌增加。

1.胃酸

胃酸由胃黏膜的壁细胞分泌,壁细胞上有3种受体即乙酰胆碱受体、胃泌素受体及组胺受体。这3种受体在接受相应物质乙酰胆碱、胃泌素及组胺的刺激后产生泌酸效应。迷走神经活动也与胃酸分泌有关。

(1)壁细胞泌酸过程可分3个步骤:①组胺、胆碱能递质或胃泌素与细胞底一边膜上的相应受体结合;②经第二信使(AMP、Ca^{2+})介导,使刺激信号由细胞内向细胞膜顶端传递;③在刺激下,使 H^+-K^+-ATP 酶移至分泌性微管,将 H^+ 从细胞质泵向胃腔,生成胃酸。一般情况下组胺、乙酰胆碱和胃泌素除单独地促进胃酸分泌外,还有协同作用。

(2)正常人平均每天胃液分泌量为 1 000～1 500 mL,盐酸 40 mmol/L;十二指肠溃疡患者每天胃液分泌量为 1 500～2 000 mL,盐酸 40～80 mmol/L;而胃溃疡患者每天胃液分泌量及盐酸多在正常范围。胃酸分泌随着年龄改变而变化,婴儿出生时胃液呈碱性,24～48 小时游离酸分泌达高峰,此与来自母体的胃泌素通过胎盘有直接关系,2 天后母体胃泌素减少,婴儿胃酸降低。10 天以后上升,1～4 岁持续低水平,4 岁以后逐渐升高。所以新生儿在出生 2 天后就可发生急性胃溃疡及胃穿孔。由于胃酸分泌随年龄增加,年长儿消化性溃疡较婴儿多。

(3)胃酸增高的原因。

壁细胞数量增加:正常男性为 1.09×10^9,女性为 0.82×10^9。而十二指肠溃疡为 1.8×10^9(增加 1 倍多),胃溃疡为 0.8×10^9(接近正常)。

促胃泌素:人促胃泌素 G17(胃窦部最高)或 G34(十二指肠最高),十二指肠溃疡患者促胃泌素无增加。有人提出十二指肠溃疡患者胃酸分泌增高可能与壁细胞对胃泌素刺激敏感有关。有学者曾给十二指肠溃疡及非溃疡患者注射 8 个不同剂量的促胃泌素,结果达到最大胃酸分泌量时促胃泌素半数有效量的均值为 148.2 ± 30.3,十二指肠溃疡为 60.5 ± 9.6,说明十二指肠溃疡患者胃酸分泌过高是壁细胞对促胃液素敏感所致。

驱动胃酸分泌增加的其他因素:神经、内分泌及旁分泌等因素可影响胃酸分泌增加,消化性溃疡患者基础胃酸分泌量分泌的紧张度增加,敏感性也增加。

2.胃蛋白酶

胃壁主细胞分泌胃蛋白酶原,按照免疫化学分型,分为胃蛋白酶原Ⅰ(PGⅠ)和胃蛋白酶原Ⅱ(PGⅡ)。PGⅠ存在 5 种亚型,分布于胃体主细胞,PGⅡ存在于胃体及胃窦。应用放射免疫分析法可在 $30\%\sim50\%$ 十二指肠溃疡患者血中测出 PGⅠ升高,当达到 130 $\mu g/L$,其致十二指肠溃疡的危险较正常人增高 3 倍。PGⅡ升高时致胃溃疡危险性增高 3 倍。

胃蛋白酶的消化作用是与胃酸紧密联系在一起的,当胃酸 pH 为 1.8～2.5 时胃蛋白酶活性达到最佳状态,当 pH＞4 时胃蛋白酶失去活性,不起消化作用。故消化作用必须有足够的酸且使 pH 在 3 以下才能激活胃蛋白酶,胃酸与胃蛋白酶共同作用产生溃疡,但胃酸是主要因素。婴儿出生时胃液中胃蛋白酶含量极微,以后缓慢增加,至青春期达到成人水平。

3.胆汁酸盐

胆汁与胃溃疡的关系早有报道。在胃窦或十二指肠发生动力紊乱时,胆汁反流入胃,引起胃黏膜损伤,特别是胆汁和胰液在十二指肠互相混合生成溶血磷脂酰胆碱,后者破坏胃黏膜屏障,使氢离子反向弥散而损害胃黏膜。现认为胆汁对胃黏膜的损伤,主要是由胆汁酸(胆盐)所致。胆盐有增加胃内氢离子的反向弥散和降低黏膜电位差的作用,与胃内的酸性环境和胆汁的浓度有密切关系。动物实验表明氢离子反向弥散在胆汁高浓度和 pH 为 2 的条件下反应最显著,低浓度和 pH 为 8 的条件下反应轻微。

胆汁酸刺激肥大细胞释放组胺,组胺可使胃黏膜血管扩张,毛细血管壁的通透性增加,导致黏膜水肿、出血、发炎及糜烂,在这样的情况下黏膜很容易发展成溃疡。

4.幽门螺杆菌感染

幽门螺杆菌与慢性胃炎密切相关,抑制幽门螺杆菌使原发性消化性溃疡愈合率增加,消除幽门螺杆菌以后溃疡复发率显著下降,细菌的消除以及胃十二指肠炎的消退在很多研究中与溃疡不复发有关。文献报道,在未服用阿司匹林及其他非甾体抗炎药的胃十二指肠溃疡患者中,90％以上均有幽门螺杆菌感染引起的慢性活动性胃炎,仅 5％～10％的十二指肠溃疡患者及 30％的胃溃疡患者无明确的幽门螺杆菌感染的证据。且根除幽门螺杆菌后消化性溃疡 1 年复发率＜10％,而幽门螺杆菌(＋)的消化性溃疡愈合后 1 年复发率为 50％左右、2 年复发率几乎达 100％。

幽门螺杆菌感染与胃黏膜的改变在很大程度上可能与幽门螺杆菌的产物(细胞毒素及尿素酶)以及炎症过程有关。幽门螺杆菌感染和黏膜的炎症可破坏胃及十二指肠黏膜屏障的完整性,十二指肠溃疡不伴幽门螺杆菌少见,但不清楚的是为什么只有一小部分感染了幽门螺杆菌的患者发展为消化性溃疡,其发病机制如何,现认为可能与以下因素有关。

(1)幽门螺杆菌菌株:不同的幽门螺杆菌菌株有不同的致病性,产生不同的临床结果,具有细胞空泡毒素(CagA 及 VagA)的幽门螺杆菌菌株感染,使患溃疡的机会增加。目前已发现儿童溃疡患者感染此菌的比例很高。

(2)宿主的遗传易感性:O 型血的人较其他血型者十二指肠溃疡发生率高30％～40％,也有研究认为幽门螺杆菌感染和不同的血型抗原是十二指肠溃疡发生中两个独立的因素。

(3)炎症反应:中性粒细胞引起氧化反应。幽门螺杆菌表面蛋白质激活单核细胞和巨噬细胞,分泌白细胞介素-1 及肿瘤坏死因子(tumor necrosis factor,TNF),合成血小板激活因子而产生严重的病理反应。

(4)酸分泌反应:有报道幽门螺杆菌感染者,食用蛋白胨等可引起胃窦 G 细胞促胃泌素的释放增加,细菌消除后恢复正常。更多学者认为幽门螺杆菌感染导致胃窦部炎症,使胃窦部胃泌素释放增加,生长抑素分泌下降而致胃酸分泌增加。

（5）十二指肠的胃上皮化生：幽门螺杆菌引起十二指肠胃黏膜化生，使十二指肠碳酸氢盐分泌降低，胃酸分泌增加。

另有人认为幽门螺杆菌产生的细胞空泡毒素在胃液中释放与激活，通过幽门到肠管，活化的空泡毒素在未被肠内一些蛋白酶消化前，即引起十二指肠上皮细胞空泡形成，于是在十二指肠缺乏幽门螺杆菌存在的条件下导致十二指肠溃疡。

5.药物因素

引起消化性溃疡的药物中较重要的有 3 类：①阿司匹林；②其他非甾体抗炎药，如吲哚美辛及保泰松；③肾上腺皮质激素。阿司匹林及大多数其他非甾体抗炎药的与消化性溃疡的相互作用表现在几个方面：小剂量时可致血小板功能障碍；稍大剂量可引起急性浅表性胃黏膜糜烂、出血，约 2/3 长期使用非甾体抗炎药的患者存在胃十二指肠黏膜病变，其中大多数为浅表损害，约 1/4 长期应用此药物的患者患有消化性溃疡。但非甾体抗炎药导致胃溃疡的机制尚不清楚，现认为是这些药物直接损伤胃黏膜，不仅使氢离子逆向弥散增加，还可抑制前列腺素合成，使胃酸及胃蛋白酶分泌增加，胃黏膜血液供应障碍，胃黏膜屏障功能下降。

6.遗传因素

（1）胃溃疡和十二指肠溃疡同胞患病比一般人群高 1.8 倍和 2.6 倍，儿童中十二指肠溃疡患儿家族史明显。O 型血发生消化性溃疡高于其他血型 35％左右，主要为十二指肠溃疡；且溃疡伴出血、穿孔，并发症者以 O 型多见。调查发现，十二指肠溃疡患儿男性多于女性，48.08％有十二指肠溃疡家族史，家族发病率一级家属＞二级家属＞三级家属，一级家属的发病率高于普通人群 11 倍，O 型血多见，占患儿的 44.23％，且症状严重。

（2）人类白细胞抗原（human leucocyte antigen，HLA）是一种复杂的遗传多态性系统，基因位点在第 6 对染色体的短臂上，至今发现多种疾病与某些 HLA 抗原有相关性。HLA 血清分型发现 HLA-B5、HLA-B12、HLA-BW35 与十二指肠溃疡有相关性。*HLA-DQA1*03* 基因与十二指肠溃疡有关。

（3）胃蛋白酶原（PG）是胃蛋白酶前体，分泌 PGⅠ及 PGⅡ，家系调查发现十二指肠溃疡患者一半血清中 PGⅠ含量增高，在高 PGⅠ后代，50％也显示高 PGⅠ，表明 PGⅠ血症患者为单染色体显性遗传，支持十二指肠溃疡遗传基因存在。

7.精神因素

对胃造瘘患者观察发现,人胃黏膜随人的情绪变化而出现不同的反应,兴奋时,胃黏膜充血,胃液分泌增多,胃运动加强;而抑郁和绝望时,胃黏膜苍白,胃运动减慢。近年研究发现,当机体处于精神紧张或应激状态时,可产生一系列的生理、神经内分泌及神经生化改变。胃肠道的功能,包括胃液分泌及胃肠运动都会在情绪、睡眠和生物反馈抑制的影响下发生变化。

应激时,胃酸分泌增加,胰腺分泌下降,胃的排空率明显下降,溃疡患者在应激时产生的恐惧程度高于健康人群。

有学者分析发现:溃疡患者多疑、固执,有较强的依赖感,处理事物能力差,不成熟,易冲动,易感到孤独,自我控制能力差,易处于受压和焦虑的状态。对生活事件往往做出消极的反应。学龄儿童消化性溃疡发病率增加与学习负担过重、精神压力和心理因素逐渐复杂有关。

8.食物因素

中国南方食米区,消化性溃疡发病率比食面食为主的北方地区高。常喝冷饮,嗜好辛辣食品,暴饮暴食,早餐不吃,晚上贪吃,进食过多油炸食物,饮过多含汽饮料等不良习惯都会对胃黏膜造成直接损伤。

（二）消化性溃疡的防御因素

1.胃黏膜屏障作用

胃黏膜屏障由黏膜表层上皮细胞的细胞膜及细胞间隙的紧密连接所组成,黏膜抵抗氢离子反渗的作用过程有 3 个部分:①维持胃液中氢离子浓度与胃壁组织液中氢离子浓度的梯度差;②抵挡氢离子逆向弥散及其他有害物质如胆汁、药物及胃蛋白酶对黏膜的损害;③上皮和黏膜/黏膜下血液循环营养黏膜,并促进溃疡愈合。

2.黏液屏障作用

胃黏膜表面覆盖着一层黏液,由黏膜上皮细胞及胃隐窝处颈黏膜细胞分泌,内含大分子物质如糖蛋白、黏多糖、蛋白质及磷脂等。其厚度为上皮细胞的 10～20 倍,使其下面的黏膜与胃腔内容物隔离,阻挡氢离子及胃蛋白酶的损害。

3.碳酸氢盐分泌

胃和十二指肠黏膜近端还能分泌少量碳酸氢盐进入黏膜层,中和黏膜层表面的酸,使上皮细胞表面能经常维持 pH 6～8 的范围,抵挡氢离子的逆向弥散作用。

4.胃黏膜血液供应与上皮细胞再生能力

胃十二指肠黏膜层有丰富的血液供应,向黏膜细胞输送足够的营养物质及不断清除代谢产物,使上皮细胞及时更新。动物实验证实黏膜损伤后能在30分钟内迅速修复。因此脱落与更新之间维持在平衡状态,从而保持了黏膜的完整性。当胃黏膜供血不足,黏膜缺血坏死,细胞再生、更新延缓时,则有可能形成溃疡。

5.前列腺素作用

胃黏膜上皮细胞有不断合成及释放内源性前列腺素(prostaglandin,PG)的作用,主要是 PGE_2;后者具有防止各种有害物质对消化道上皮细胞损伤和酸坏死的作用,这种作用称为细胞保护。

具体表现:①保护胃黏膜免受有毒物质的损害;②减少非甾体抗炎药所致的消化道出血。凡在酸性 pH 下不解离并溶于脂肪的物质,在胃内很容易进入黏膜细胞,一旦进入细胞后,由于 pH 的改变而发生解离,黏膜细胞通透性降低,潴留在黏膜细胞内的物质会起毒性作用,如非甾体抗炎药。

PG 细胞保护作用的机制:①促使胃黏膜上皮细胞分泌黏液及 HCO_3^-;②抑制基础胃酸及进餐后胃酸分泌;③加强黏膜的血液循环和蛋白质合成;④促进表面活性磷脂的释放,从而加强了胃黏膜表面的流动性;⑤清除氧自由基。非甾体抗炎药抑制前列腺素合成,故可诱发溃疡。除前列腺素外,一些脑肠肽如生长抑素、胰多肽及脑啡肽等也有细胞保护作用。

6.表皮生长因子

表皮生长因子是从唾液腺、十二指肠腺及胰腺等组织分泌的多肽。已有不少报道,表皮生长因子在胃肠道内与胃黏膜的特异受体结合而发挥细胞保护作用。如给予外源性的表皮生长因子后,能明显减轻酒精及阿司匹林等有害物质对胃黏膜的损伤。初步的临床观察,给消化性溃疡患者口服表皮生长因子后,可促进溃疡愈合。

表皮生长因子保护胃黏膜、促进溃疡愈合的作用,可能与表皮生长因子参与胃黏膜上皮细胞再生的调节,刺激消化道黏膜 DNA 合成,促进上皮再生与痊愈有关,也有报道表皮生长因子可使胃黏膜血流量增多。

二、临床表现

(一)症状与体征

小儿消化性溃疡的临床表现多种多样,不同的年龄症状差异较大。

1.新生儿期

新生儿期患儿以突发性上消化道出血或穿孔为主要特征,常急性起病,以呕血、便血、腹胀及腹膜炎表现为主,易被误诊。此期多为急性应激性溃疡,病死率较高。

2.婴幼儿期

此期患儿以急性起病多见,突然呕血、黑便,前期可能有食欲减退、呕吐和腹痛,生长发育迟缓等。

3.学龄前期

原发性溃疡逐渐增多,此期腹痛症状明显,多位于脐周,呈间歇性发作,与饮食关系不明确,恶心、呕吐与上消化道出血也较常见。

4.学龄期

学龄期患儿以十二指肠溃疡多见,随着年龄递增,临床表现与成人接近,症状以上腹痛和脐周腹痛为主,有时有夜间痛,或泛酸、嗳气,或慢性贫血。少数人表现为无痛性黑便、昏厥,甚至休克。

(二)并发症

1.出血

出血的并发症有时可以是溃疡的首发症状,而无任何前驱表现。呕血一般见于胃溃疡,吐出物呈咖啡样,而黑便较多见于十二指肠溃疡。当出血量较多时,任何一种溃疡可同时表现呕血与黑便。小儿胃内引流物呈血性多提示胃出血;但引流物阴性者,不能排除十二指肠溃疡合并出血的可能(因为血液可不经幽门反流入胃)。

2.穿孔

穿孔较出血少见得多,溃疡穿孔常突然发生,可无任何先兆症状。少数儿童可无溃疡病史,以穿孔并发症为首发症状。经手术证实为十二指肠溃疡伴穿孔。在新生儿早期也可见应激性胃溃疡穿孔,表现为腹痛、腹胀。

三、诊断

因小儿消化性溃疡症状不典型,所以,对临床凡有原因不明的反复发作性腹痛、长期呕吐、黑便、呕血、慢性贫血或在严重的全身性疾病基础上出现胃肠道症状时,都应考虑有消化性溃疡的可能,需做进一步检查。

(一)分类

小儿消化性溃疡主要分为原发性与继发性溃疡两大类(表5-1)。

表 5-1　小儿消化性溃疡分类

项目	原发性(特发性)	继发性(应激性)
年龄	学龄儿童,青少年	新生儿及婴幼儿
起病	慢性	急性
部位	十二指肠	胃
全身疾病	无	有(全身疾病在胃肠道的表现)
家族史	有	无
复发倾向	有	无

(二)辅助检查

1.内镜检查

内镜检查是诊断消化性溃疡最重要的手段,溃疡在内镜下所见为圆形或椭圆形病灶,少数为线形,边界清楚,中央有灰白色苔状物,周边黏膜轻微隆起或在同一平面。根据病程的不同,溃疡分为 3 个周期:活动期、愈合期及瘢痕期。

2.X 线钡餐检查

消化性溃疡的 X 线钡餐检查征象可分为直接和间接两种。钡剂充盈于溃疡的凹陷处形成龛影,为诊断消化性溃疡的直接征象,也为确诊依据。溃疡周边被炎症和水肿组织包绕,龛影周边可出现透光圈。由于纤维组织增生,黏膜皱襞呈放射状向龛影集中,瘢痕形成和肌肉痉挛可使胃和十二指肠腔局部变形,出现的局部压痛、胃大弯侧痉挛性切迹、十二指肠球部激惹、充盈不佳以及畸形等均为间接征象,只能提示但不能确诊为溃疡。气钡双重造影可使黏膜显示清晰,但小儿常不能配合完成。在儿童急性溃疡时病灶浅表,愈合较快,X 线钡餐检查常易漏诊或误诊。

3.幽门螺杆菌的检测

幽门螺杆菌感染检测主要分为两方面。①侵入性方法:通过胃镜取胃黏膜活体组织做幽门螺杆菌培养,快速尿素酶测定,细菌染色检查。②非侵入性方法:测定血清中幽门螺杆菌 IgG 作为幽门螺杆菌的筛查指标,以及^{13}C 呼气试验,呼气试验阳性提示有活动性幽门螺杆菌感染。但^{13}C 呼气试验需一定设备,价格昂贵,临床应用受到限制,而^{14}C 呼气试验,费用较低,但因是放射性核素,故不宜在儿童中使用。

四、治疗

消化性溃疡的治疗目前已取得很大进展,过去常选用中和胃酸或抑制胃酸分泌的药物,仅可有效控制症状和使溃疡暂时愈合,新的观点认为消化性溃疡是一种环境因素所致的疾病,如果明确并去除潜在的致病因素,即可得到永久性的治愈。然而在实践中却难以做到。幽门螺杆菌感染与非甾体抗炎药诱发的胃炎是消化性溃疡的两大潜在因素,所以对幽门螺杆菌阳性的溃疡患者亦予以幽门螺杆菌根除疗法;如果可能,停用非甾体抗炎药。

(一)饮食疗法

过去主张少食多餐,近年发现所有食物,包括牛奶,进食后均可刺激胃酸分泌。多次进食,有时反而有害。主张一般饮食,症状发作严重时,白天可每 2 小时进食 1 次,症状减轻改为一日三餐,限制咖啡、浓茶和汽水等饮料,忌用阿司匹林一类药物。

(二)幽门螺杆菌阴性消化性溃疡的传统治疗

在下述药物中,以 H_2 受体拮抗剂应用最多,其机制为抑制组胺对壁细胞的泌酸作用。

1.抗酸治疗

抗酸治疗即中和胃酸,降低胃及十二指肠内的酸度,减轻胃酸对胃肠黏膜的损伤。目前使用的较多的是镁、铝或钙盐合剂,效果:水剂＞粉剂,粉剂＞片剂,片剂应咬碎服用,餐后 1.0～1.5 小时及睡前服用。如铝碳酸镁、碳酸氢钠、氢氧化铝、氢氧化镁。

2.胃蛋白酶抑制剂

(1)抗酸剂或酸分泌抑制剂:胃蛋白酶在碱性环境失活。

(2)硫酸支链淀粉:250 mg,3～4 次/天,硫酸化多糖与胃蛋白酶结合,使之失活。

3.抗胆碱能药物

其能阻断壁细胞的乙酰胆碱受体,乙酰胆碱对 G 细胞的作用,使胃酸及胃泌素分泌减少。此外还有解痉止痛作用。

(1)非特异性胆碱能神经阻滞剂:如阿托品、山莨菪碱及地泊溴铵等。阻断 M_1 受体及 M_2 受体,抑酸效果差,解痉镇痛效果好,限用于十二指肠溃疡及少数有痉挛疼痛的胃溃疡患者,消化性溃疡有胃排空不良者不用。

(2)特异性胆碱能神经阻滞剂:哌仑西平 50～100 mg,2 次/天,治疗 4～6 周,消化性溃疡愈合率为 70%～94%(成人)。与 H_2 受体拮抗剂有协同作用,用于顽固消化性溃疡。阻断 M_1 受体,抑酸显著,对心及瞳孔等无不良反应。

4.组胺 H_2 受体拮抗剂

此类药物可阻断组胺与壁细胞膜 H_2 受体结合,抑制胃酸分泌,是相当安全的药物。

(1)西咪替丁:儿童 $20\sim40$ mg/(kg·d),$3\sim4$ 次/天,亦有主张 2 次/天。

不良反应:①可有头昏、疲乏、口干、轻度腹泻、潮红及肌痛。②偶有肝损害。③可引起急性间质性肾炎及肾衰竭。④可出现可逆性精神紊乱。⑤偶见骨髓抑制,血小板计数减少。⑥幼儿慎用,肾功能不好不用。⑦本药为肝微粒体酶抑制剂,与细胞色素 P450 结合,可降低药物代谢酶活性,因此不宜和氨茶碱、地西泮、地高辛、奎尼丁、咖啡因、酮康唑、氢氧化铝、氧化酶及甲氧氯普胺合用。⑧本药和硫糖铝合用会降低后者的疗效;和维拉帕米合用可提高后者的生物利用度,使其不良反应增加;和阿司匹林合用可使后者作用增强。⑨本药有与氨基糖苷类药物相似的神经阻断作用,且不被新斯的明拮抗,只能被氯化钙拮抗,如和氨基糖苷类合用有可能导致呼吸抑制或停止。

(2)雷尼替丁:儿童 $4\sim5$ mg/(kg·d),2 次/天,疗程为 6 周。

注意:①婴儿及<8 岁儿童慎用;②不良反应轻微,可有皮疹、便秘、腹泻、头痛、出汗及焦虑等;③偶有可逆性的血小板计数减少,转氨酶升高;④可降低维生素 B_{12} 的吸收;⑤可减少肝血流量,因而与普萘洛尔及利多卡因合用时可延缓此药的作用;⑥本药与普鲁卡因合用,可使普鲁卡因清除率降低。

(3)法莫替丁:儿童 $0.8\sim1.0$ mg/(kg·d),2 次/天。

注意:①肝、肾功能不全者慎用;②应在排除肿瘤后再给药;③常见有头痛、便秘及腹泻等;④偶见皮疹、荨麻疹,白细胞计数减少,氨基转移酶升高;⑤罕见腹部胀满感、食欲缺乏及心率增加,血压升高,颜面潮红等。

(4)其他:尼扎替丁、罗沙替丁。

5.质子泵抑制剂

奥美拉唑特异地作用于壁细胞,选择性抑制壁细胞的 H^+-K^+-ATP 酶,作用于胃酸分泌的最后一环节,对组胺、五肽胃泌素及乙酰胆碱引起的胃酸分泌均有抑制持续时间长、对壁细胞无毒性的作用,目前未发现明显不良反应。儿童剂量为$0.8\sim1.0$ mg/(kg·d),1 次/天,每天清晨顿服。

注意:①不良反应发生与雷尼替丁相似。②有酶抑作用,可延长地西泮及苯妥英钠等药的半衰期。同用后可出现共济失调、步态不稳及行走困难,但茶碱和普萘洛尔的代谢不受本品影响。③偶见恶心、呕吐、便秘、胀气、头痛、皮疹、一过性转氨酶及胆红素升高。

6.胃黏膜保护剂

(1)甘珀酸:使胃黏膜上皮生命延长,胃黏液分泌增加。成人 50～100 mg,3 次/天,用 4～6 周,消化性溃疡愈合率为 36%～70%。不良反应有醛固酮效应,水、钠潴留,低血钾,高血压等。

(2)硫糖铝:硫酸化二糖和氢氧化铝的复合物不被胃肠道吸收,黏附于溃疡基底,形成保护层,防止氢离子逆向弥散。儿童每次 20 mg/kg,3 次/天,餐前 2 小时服用。

注意:①治疗有效后,应继续服用数月。②主要不良反应为便秘,偶有口干、恶心及胃痛等,可适当合用抗胆碱药。③本药和多酶片合用,两者有拮抗作用,使疗效均降低。④本药和西咪替丁合用,使本药疗效降低。⑤本药与四环素、西咪替丁、苯妥英钠及地高辛合用时,可干扰和影响这些药物的吸收,故应间隔 2 小时后再服用上述药物。⑥肾功能不全者,长期服用可能会引起铝中毒。

(3)胶体铋剂:为溃疡隔离剂,保护黏膜,促进前列腺素合成,与表皮生长因子形成复合物,聚集于溃疡部位,促进上皮的再生和溃疡愈合,此外有杀灭幽门螺杆菌及抑制胃蛋白酶活性的作用。儿童 6～9 mg/(kg·d),分 2～3 次。

注意:①年幼儿一般不宜服用此药,肾功能不全者应慎用;②铋剂可使大便和舌苔、牙齿染黑,以及导致恶心、呕吐,停药后消失;③本药不宜与牛奶、茶、咖啡及含酒精饮料同服;④长期大量应用,可发生不可逆性脑病、精神紊乱及运动失调,有条件者应做血铋检测。

(4)前列腺素 E:人工合成的类似物有米索前列醇等。其作用为保护细胞,增强胃肠黏膜防御能力,抑制胃酸及胃蛋白酶原的分泌。剂量成人为 200 μg,4 次/天,或 400 μg,2 次/天,4～8 周,疗效 60%～80%。不良反应有腹泻及子宫收缩,孕妇忌用。

前列腺素衍生物有恩前列素,成人 35 μg,2 次/天,疗效与西咪替丁相似。儿童每次 0.5～0.7 μg/kg,2 次/天,早饭前和睡前服,4～8 周为 1 个疗程。此药是目前预防和治疗非甾体抗炎药引起的胃和十二指肠黏膜损伤最有效的药物。

7.其他

谷氨酰胺呱仑酸钠颗粒(抗炎、抗溃疡、促进组织修复),蒙脱石散等通过增加黏膜厚度及加强黏膜屏障功能,促进溃疡愈合。

(三)幽门螺杆菌阳性消化性溃疡的治疗

目前幽门螺杆菌阳性合并有活动期溃疡的患者除给予传统抗溃疡药物治疗,如 H₂受体拮抗剂、质子泵抑制剂或硫糖铝促进溃疡愈合外,常同时给予抗生素根除幽门螺杆菌。虽然理论上抗菌治疗后根除幽门螺杆菌的同时亦可使溃疡愈合,但仍缺乏足够数量的单独应用抗菌药物治疗的病例研究。大多数医师仍采用抗菌治疗与传统治疗两者联合应用的方法。

抗菌治疗目前在儿科应用最广泛。被证实确实有效的抗幽门螺杆菌的三联方案:阿莫西林、甲硝唑和铋剂。对于应用甲硝唑出现明显不良反应或既往曾用过甲硝唑(幽门螺杆菌易对其产生耐药性)的患者,可用克拉霉素取代。应用奥美拉唑、阿莫西林与克拉霉素的三联疗法。

(四)消化性溃疡外科治疗

消化性溃疡的外科治疗主要适用于溃疡伴有出血、穿孔、梗阻等并发症或经内科治疗经久不愈的患者。

第三节　消化道出血

小儿消化道出血在临床上并不少见,就体重和循环血量而论,儿童患者出血的危险性比成人大,故迅速确定出血的病因、部位和及时处理,对预后有重要意义。

根据出血部位的不同,可将消化道出血分为上消化道出血及下消化道出血。上消化道出血是指屈氏韧带以上的消化道,如食管、胃、十二指肠后或胰、胆等病变引起的出血;下消化道出血是指屈氏韧带以下的消化道,如小肠、结肠、直肠及肛门的出血。

据统计,小儿消化道出血80%位于上消化道,20%位于下消化道。小儿消化道出血病因很多,约50%为消化道局部病变所致,10%～20%为全身疾病的局部表现,另30%左右病因不明。近年来,随着消化内镜及选择性腹腔动脉造影等技术的开展和应用,对引起小儿消化道出血的病因诊断率明显提高,治疗效果也得到显著改善。

一、发病机制

(一)黏液损伤

各种原因所致消化道黏膜炎症、糜烂及溃疡均可因充血、水肿、红细胞渗出或溃疡侵蚀血管而出血。如严重感染、休克及大面积烧伤等可发生应激反应,使胃黏膜发生缺血、组织能量代谢异常或胃黏膜上皮细胞更新减少等改变,导致胃黏膜糜烂或溃疡而出血;消化道内镜检查及坚硬大便等可损伤黏膜而出血。

(二)消化道血液循环障碍

肠道循环回流受阻,使肠壁静脉明显充血破裂而致消化道出血,如食管裂孔疝及肠套叠。

(三)毛细血管通透性增加

感染性中毒及缺氧等均可引起毛细血管的通透性改变而致黏膜出血。毛细血管病变,如过敏性紫癜、维生素 C 缺乏及遗传性毛细血管扩张症等也可引起出血。

(四)出血凝血功能障碍

凝血因子缺乏、血小板计数减少或功能障碍等均可引起消化道出血,如血友病及维生素 K 缺乏等。

二、病因

不同年龄组常见的出血原因有所不同。

(一)新生儿

上消化道出血常见原因:吞入母血、应激性溃疡、新生儿自然出血病及乳糖不耐受症等。

下消化道出血常见原因:坏死性小肠结肠炎、肠重复畸形、肠套叠及先天性巨结肠。

(二)婴儿

上消化道出血常见原因:吞入母血、反流性食管炎、应激性溃疡、胃炎、出血性疾病以及食管贲门黏膜撕裂综合征。

下消化道出血常见原因:坏死性小肠结肠炎和细菌性肠炎,影响血运的肠梗阻如肠套叠。

(三)儿童

上消化道出血常见原因:细菌性胃肠炎、胃溃疡、胃炎、反流性食管炎及食管贲门黏膜撕裂综合征。

下消化道出血常见原因:肛裂最常见;肠套叠、血管畸形、过敏性紫癜、肠息肉及寄生虫病也不少见。

(四)青少年

上消化道出血常见原因:消化性溃疡、炎症、胃底食管静脉曲张、反流性食管炎、食管贲门黏膜撕裂综合征、胆道出血及胰腺炎。

下消化道出血常见原因:细菌性肠炎、炎症性肠道疾病、肠息肉及痔。

三、临床表现

消化道出血的症状与病变的性质、部位、失血量、速度及患者出血前的全身状况有关。

(一)呕血、黑便与便血

呕血代表幽门以上出血,呕血颜色取决于血液是否经过胃液的作用。若出血量大、出血速度快,血液在胃内停留时间短,如食管静脉曲张破裂出血,则呕血多呈暗红色或鲜红色。反之,由于血液经胃酸作用而形成正铁血红素,则呈咖啡色或棕褐色。呕血常伴有黑便,黑便可无呕血。

黑便代表出血来自上消化道或小肠,大便颜色呈黑色、柏油样,黑便颜色受血液在肠道内停留时间长短影响,当出血量较大、出血速度较快及肠蠕动亢进时,粪便可呈暗红色甚至鲜红色,似下消化道出血;相反,空肠、回肠出血,如出血量不多、在肠内停留时间长,也可表现为黑便。

便血是指大便呈鲜红或深红褐色,出血部位多位于结肠,但是在上消化道大量出血时,由于血液有轻泻作用,会缩短排泄时间,使得大便呈鲜红色。

大便性状也受出血量及出血速度的影响,出血量大、出血速度快,大便呈稀糊状;出血量少、出血较慢,则大便成形。

(二)其他表现

其他临床表现因出血量多少、出血部位及出血速度而异。小量出血、出血时间短者可无症状;出血时间长者可有慢性失血性贫血表现,如面色苍白、乏力、头昏及食欲缺乏等;而短期内大量出血可引起低血容量休克,表现有以下几方面。

1.周围循环障碍

短期内大量出血,可引起循环血量迅速减少、静脉回心血量不足,心排血量减少,表现为头晕、乏力、心悸、出汗、口干、皮肤苍白及湿冷等。

2.发热

消化道出血引起发热的机制尚不明确,可能是由于肠腔内积血,血红蛋白分解产物吸收,血容量减少,周围循环衰竭等影响体温调节中枢而导致的发热。

3.氮质血症

消化道大量出血后,血中尿素氮常升高,首先出现肠原性氮质血症,是由于消化道出血后,血红蛋白在肠道被分解、吸收,引起血尿素氮升高;肠原性氮质血症出现时间早,24～48小时达高峰,3～4天恢复正常;当出血导致周围循环衰竭而使肾血流量及肾小球滤过率降低时,产生肾前性氮质血症,休克纠正后迅速恢复至正常;休克持续时间过长可造成肾小管坏死,引起肾性氮质血症,此时即使休克得到纠正,尿素氮仍不下降。

四、诊断

消化道出血的诊断包括定性和定位两方面。

(一)定性

1.确定所见的物质是否为血

服用一些药物(铋剂、活性炭及甘草等)和食物(草莓、甜菜、菠菜、西瓜及西红柿等)均可被误认为有便血或黑粪症。

2.确定是否为消化道出血

鼻咽部或口腔内咽下的血也可以被误认为消化道出血,阴道出血或血尿也可被错认为便血,在诊断前应认真检查上述部位。

(二)定位

消化道出血可由胃肠道本身的疾病引起,也可能是全身性疾病的局部表现。因此,首先要排除全身性疾病,然后鉴别是上消化道出血还是下消化道出血,鉴别方法如下。

1.临床诊断

可根据病史、临床表现及粪便特点进行诊断和鉴别诊断。

(1)上消化道出血:既往多有消化性溃疡、肝胆疾病或呕血史;出血时表现为呕血伴有上腹胀痛、恶心及泛酸;大便多为柏油样便,无血块。

(2)下消化道出血:既往多有下腹痛、排便异常或便血史;出血时表现为便血,无呕血,伴有中下腹不适。大便多为鲜红或暗红色,大便稀,量多时可有血块。

2.辅助检查

活动性出血时,可考虑做下述检查以鉴别。

(1)实验室检查。①鼻胃管抽胃液检查:如胃液为鲜红色或咖啡样多为上消化道出血,清亮有胆汁则多为下消化道出血。②血尿素氮浓度与肌酐浓度比值:无论出血多少,上消化道出血比值比下消化道要高。利用此生化指标可简单区分上消化道出血与下消化道出血。

(2)急诊内镜检查:急诊内镜检查是指出血后 48 小时内进行内镜检查者,其敏感度和特异度均较高,是上消化道出血的首选诊断方法,多主张在出血 24～48 小时内进行。此法不仅能迅速确定出血部位、明确出血原因,而且能于内镜下进行止血治疗,如内镜下喷洒去甲肾上腺素及云南白药等。急诊内镜检查前应补充血容量,纠正休克,禁食;对于焦虑者,可酌情使用镇静剂。胃内积血影响窥视时,可将积血吸出,或改变体位以变换血液及血块位置;对于黏附的血块,可灌注冲洗以利病灶暴露,但不必去除黏附血块,以免诱发活动性出血。

(3)放射性核素扫描:主要适用于急症消化道出血的定位诊断和慢性间歇性消化道出血部位的探测。其原理是能将亚锝离子还原成锝离子,还原型锝与血红蛋白的 β 链牢固结合,使活动性出血时红细胞被标记,在扫描中显示出阳性结果。其优点是灵敏度高、无创伤、可重复检查以及显像时间可持续 36 小时。缺点是仅能检出何处有血,而不知何处出血,定性及定位的阳性率不高,但可作为选择性腹腔内动脉造影前的初筛检查,以决定首选造影的动脉,如胃十二指肠内发现有标记的红细胞,则可首选腹腔动脉造影。

(4)选择性腹腔内动脉造影。适应证:内镜检查无阳性发现的上消化道出血,或内镜检查尚不能达到的病变部位,或慢性复发性或隐匿性上消化道出血,如憩室炎、血管异常、发育不良或扩张、血管瘤及动静脉瘘等。腹腔动脉和肠系膜上动脉、肠系膜下动脉可同时进行造影,只要出血量达到 0.5 mL/min 就可发现出血部位,诊断的准确率可达 70%～95%。其优点是特异度及敏感度高,并可作为治疗手段。缺点是费用高、具有侵入性,有一定的禁忌症(如凝血机制不全)及并发症(如出血和栓塞)。

五、治疗

消化道出血的治疗原则:①迅速稳定患儿生命体征;②评估出血的严重程度;③确定出血病灶;④明确出血原因,针对病因治疗;⑤制定特殊治疗方法;⑥外科手术治疗。

(一)迅速稳定患儿生命体征

1.一般急救措施

(1)绝对卧床休息:去枕侧平卧,保持呼吸道通畅,避免呕血时将血液呛入气管引起窒息,保持安静。

(2)禁食:禁食时间应到出血停止后 24 小时。

(3)吸氧:大量出血后血压下降,血红蛋白含量减少,其携氧功能下降,给予吸氧以确保贫血情况下机体重要器官的供氧。

(4)严密观察病情:观察患者脉搏、血压、呼吸、体温、尿量、神态变化、肢体温度、皮肤与甲床色泽、外周静脉充盈情况;呕血及黑粪的量、色泽。必要时测定中心静脉压(central venous pressure,CVP):正常值为 0.6~1.2 kPa(6~12 cmH$_2$O),低于正常考虑血容量不足,高于正常则考虑输液量过多及心力衰竭;测定血常规、血细胞比容、出凝血时间、凝血酶及凝血酶原时间;测定肝、肾功能及血电解质。

2.积极补充血容量

活动性大出血时,应迅速输血或静脉补液,维持血容量。一般根据估计出血量,首先于半小时内输入生理盐水或 5% 葡萄糖生理盐水 20 mL/kg。单纯晶体液可很快转移到血管外,宜适量用胶体液,如全血、血浆或右旋糖酐,常用中分子右旋糖酐,可提高渗透压,扩充血容量,作用较持久,每次 15~20 mL/kg。输血指征:①心率>110 次/分;②红细胞<3×10^{12}/L;③血红蛋白<70 g/L;④收缩压<12.0 kPa(90 mmHg)。肝硬化患者应输入新鲜血,因库存血含氮量较多,可诱发肝性脑病。门静脉高压的患者应防止输血过急过多,否则会增加门静脉压力,激发再出血。输血及输液量不宜过多,最好根据中心静脉压(CVP)调整输液速度和量。CVP 能反映血容量和右心功能,CVP<0.5 kPa(3.8 mmHg),可加速补液,CVP 超过 0.98 kPa,提示输液量过多,可引起急性肺水肿。另外,排尿量可反映心排血量和组织灌注情况,成人尿量>30 mL/h,说明液体入量已基本满足。

(二)评估出血的严重程度(儿童血容量 80 mL/kg)

1.轻度出血

出血量达血容量的 10%~15%,心率、血压、血红蛋白含量及红细胞计数和血细胞比容正常。也可表现为脉搏加快,肢端偏凉,血压降低,脉压降低。

2.中度出血

出血量占血容量的 20%,表现为口渴、脉搏明显加速、肢端凉、尿少、血压降低以及脉压降低。从卧位到坐位,脉率增加不低于 20 次/分,血压降低≥1.3 kPa(10 mmHg),有紧急输血指征。

3.重度出血

出血量占血容量的 30%～40%，表现为口渴、烦躁、面色灰、肢凉、发绀、皮肤花纹、脉细速、明显尿少以及血压下降。血红蛋白<70 g/L，红细胞计数<3×10^{12}/L，血细胞比容<30%。

(三)确定出血病灶

根据病史、临床表现、体征及辅助检查可估计出血部位，如呕血合并有黄疸、蜘蛛痣、脾大、腹壁静脉曲张和腹水，肝功能异常，蛋白电泳示 γ 球蛋白明显增加，磺溴酞钠试验和吲哚氰绿试验结果较快者，应考虑食管胃底静脉曲张破裂出血，胃镜检查可明确诊断。

(四)确定出血原因

针对病因治疗。明确病因者应及时针对病因治疗。如为药物引起的消化道黏膜病变应及时停用药物；维生素 K 缺乏导致的出血应补充维生素 K；如门静脉高压症、消化性溃疡合并穿孔等应及早手术治疗；血液系统疾病应给予纠正出凝血障碍机制的药物。

(五)制定特殊治疗方法

消化道出血分非静脉曲张性出血和静脉曲张性出血两类，根据不同的类别采用不同的治疗方法。

1.非血管源性消化道出血(溃疡性出血)

(1)抑制胃酸分泌：患儿仅有出血而无血流动力学的改变，且出血能自行停止者，只需给予抑酸药。体液及血小板诱导的止血作用只有在 pH>6.0 时才能发挥，故通过中和胃酸，减少胃酸对血小板止血作用的抑制，能有效地控制消化性溃疡出血。此外，控制胃液的酸碱度可以减少氢离子的反弥散和抑制胃蛋白酶的活力，减轻胃黏膜的损害。临床上常用 H_2 受体拮抗剂如西咪替丁，25～30 mg/(kg·d)，先静脉滴注 2 次/天，2～3 天，病情稳定后改口服，胃溃疡连服 6 周，糜烂性胃炎连服 4 周，溃疡止血率达 86%～90%，应激性溃疡和胃黏膜糜烂止血有效率为 75%；或雷尼替丁每天 6.0～7.5 mg/kg，法莫替丁 0.8～1.0 mg/kg。质子泵抑制剂如奥美拉唑每天 0.8～1.0 mg/kg，静脉注射，或 0.6～0.8 mg/kg，清晨顿服，疗程为 4 周。

(2)内镜治疗：当患儿有急性、持续性或再发性出血，存在血流动力学改变，以及病因不明时应做内镜治疗。指征：溃疡病灶中有活动性出血，血凝块黏附或有裸露血管；如溃疡底清洁、血痂平坦，则不急于内镜下治疗。方法：局部喷洒止血药物、局部注射、电凝和热凝止血。局部喷洒去甲肾上腺素,机制是使局部血管壁痉挛,出血面血管收缩,以及促进血液凝固;注射治疗是通过血管旁注入肾上腺素或硬化剂,使组织发生水肿、压迫出血血管而止血;热凝止血治疗的原理是利用产生的热量使组织蛋白凝固而止血。

(3)血管栓塞治疗:当选择性动脉造影确诊后,导管可经动脉注入人工栓子以栓塞血管达到止血目的,例如对十二指肠球部溃疡出血选择栓塞十二指肠上动脉,常可使出血停止,止血成功率为 65%～75%。但动脉栓塞止血有时会造成供血器官梗死甚至坏死的严重后果,故应严格掌握指征。

2.血管源性消化道出血

(1)降低门静脉压力的药物:此类药物通过降低门静脉压力,使出血处血流量减少,为凝血过程创造了良好的条件而止血。降低门静脉压力的药物主要分为两大类。

血管收缩剂:血管升压素及其衍生物能收缩内脏小动脉和毛细血管前括约肌使内脏血流量减少,从而降低门静脉系统压力及曲张静脉压力;用于门静脉高压症、食管胃底静脉曲张破裂出血。成人常用量为 0.2 U/min,静脉滴注,无效时加至0.4～0.6 U/min,剂量超过 0.8 U/min 时,疗效不再增加而不良反应随之递增。一般不必用首次冲击量,止血后以 0.1 U/min 维持 12 小时后停药。不良反应:血压升高、心绞痛、心律失常、腹痛、呕吐、便意频繁,甚至并发肠缺血坏死,加重肝肾功能损害等。为减少不良反应,可与硝酸甘油合用。

生长抑素及其衍生物:具有抑致胃酸和胃蛋白酶分泌、减少门静脉主干血流量、保护胃黏膜细胞的作用,对于上消化道出血,尤其是食管静脉曲张破裂出血是一种有效、安全的药物。常用药物有两种。生长激素释放抑制激素 5 μg/kg＋生理盐水 5 mL,静脉缓慢推注 3～5 分钟,然后立即以 5 μg/(kg·h)的速度连续静脉滴注(成人3 000 μg＋5%葡萄糖 500 mL 静脉滴注维持 12 小时),止血后应继续治疗 24～48 小时,以防再出血;成人奥曲肽每次 0.1 mg,静脉或皮下注射,3 次/天,或0.1 mg首次静脉推注,然后 0.3 mg 静脉滴注,25 μg/h,维持 12 小时。儿童按体重计药量。不良反应轻微,偶有心悸、头晕、恶心及大便次数增多等,减慢推注速度或停止推注后症状消失。

血管扩张剂:硝酸甘油通常与垂体后叶素联合应用,能扩张动脉及静脉,降低心脏前后负荷,使门静脉血流量减少,门静脉压力下降。

酚妥拉明:为 α 肾上腺素受体阻滞剂,可直接作用于肝脏门静脉系统的 α_1 受体,使门静脉血管扩张,门静脉压力下降。

（2）内镜治疗：包括注射硬化剂和静脉曲张套扎术。

硬化剂治疗：目前已建立的最好的治疗食管胃底静脉曲张破裂出血的治疗方法，该方法的安全性及有效性已被证实，且费用低，适用范围广，操作简单。它通过经静脉内或静脉旁注入硬化剂或血管收缩剂，使组织发生水肿，压迫出血血管，导致血管壁增厚、周围组织凝固坏死及曲张静脉栓塞、纤维组织增生而止血。目前常用的硬化剂：5％鱼肝油酸钠、无水乙醇等。并发症：胸痛、低热、注射部位出血、食管溃疡及食管狭窄等。

食管静脉曲张套扎术：用于治疗食管静脉曲张的新型内镜治疗方法。这种技术与痔的结扎方法相似。操作时，将曲张静脉吸入内镜前端弹性带装置内，通过活检通道拉紧操作钢丝，使系带脱落结扎于曲张静脉根部。优点：并发症少、使曲张静脉消失所需的治疗次数少。缺点：操作烦琐且不易掌握。

（3）三腔双囊管压迫止血：是目前治疗食管、胃底静脉曲张破裂出血最有效的止血方法之一，主要用于内科药物治疗失败或无手术指征者。通常在放置三腔双囊管后 48 小时内行静脉套扎或硬化剂治疗。并发症有吸入性肺炎，甚至食管破裂、窒息。

（六）外科手术

消化道出血的患儿，应尽可能采用保守治疗。紧急手术病死率高，必须慎重。指征如下：①经内科药物治疗及内镜治疗 24 小时出血不止者；②呕血或便血较重，同时伴低血压再出血者；③出血量较多达血容量 25％以上，内科综合抢救措施无效时；④胃肠道坏死、穿孔、绞窄性梗阻、重复畸形及梅克尔憩室。

第四节　腹　泻　病

在未明确病因前，大便性状改变与大便次数比平时增多，统称为腹泻病。腹泻病是多病因、多因素引起的一组疾病，是儿童时期发病率最高的疾病之一，是世界性公共卫生问题。全球大约每年至少 10 亿人次发生腹泻，根据世界卫生组织调查，每天大约 1 万人死于腹泻。在我国，腹泻病同样是儿童的常见病，据有关资料，我国 5 岁以下儿童腹泻病的年发病率为 201％，平均每年每个儿童年发病 3.5 次，其病死率为 0.51％。因此，对小儿腹泻病的防治十分重要。

一、病因

腹泻由多种病因和多种因素所致,分内在因素、感染性及非感染性3类。

(一)内在因素

1.消化系统发育不成熟

婴幼儿时期,胃酸及消化酶分泌不足,消化酶的活性较低,神经系统对胃肠道调节功能较差,不易适应食物的质和量,且生长发育快,营养物质的需要相对较多,胃肠道负担较大,消化功能经常处于紧张状态,易发生消化功能紊乱。

2.机体防御功能较差

婴幼儿时期免疫功能相对不够成熟,血液中的免疫球蛋白和胃肠道 sIgA 均较低,胃肠屏障功能较弱,胃酸分泌量少,胃肠排空较快,对感染性因素防御功能差。另外,新生儿出生后尚未建立完善的肠道正常菌群,对侵入肠道的病原微生物抵抗能力弱,人工喂养者食物中缺乏母乳含有的大量免疫物质,且食物和食具污染机会较多,肠道感染的发生率明显高于母乳喂养儿。

3.体液分布特点

婴儿细胞间质液较多,且水代谢旺盛,肾功能调节差,易发生体液紊乱。

(二)感染性因素

1.肠道感染

主要由细菌和病毒引起。

(1)细菌:除法定传染病外。①大肠埃希菌:按其致病机制分类为致病性大肠埃希菌、产毒素性大肠埃希菌、侵袭性大肠埃希菌、出血性大肠埃希菌及黏附性大肠埃希菌;②空肠弯曲菌;③耶尔森菌;④其他:鼠伤寒沙门菌、变形杆菌、铜绿假单胞菌、克雷伯菌、金黄色葡萄球菌以及梭状芽胞杆菌等。

(2)病毒:①轮状病毒是引起婴幼儿腹泻的主要病原体;②诺如病毒;③肠道腺病毒;④其他,如星状病毒、杯状病毒及冠状病毒等。

(3)真菌和原虫:真菌感染主要为白色念珠菌,一些原虫的感染如蓝氏贾第鞭毛虫、隐孢子虫及阿米巴原虫等。

2.肠道外感染

小儿患上呼吸道感染、肺炎、肾盂肾炎、中耳炎、皮肤感染及其他急性感染性疾病时可伴有腹泻。这是由于发热及病原体毒素的影响,使消化功能紊乱,消化酶分泌减少,肠蠕动增加所致。

(三)非感染性因素

非感染性因素主要为饮食因素、气候因素和过敏因素。喂养不当是引起腹泻的主要原因之一。过多过早喂哺大量淀粉类、脂肪类食物,突然改变食物品种和断奶等均可导致腹泻。气候的突然变化使肠蠕动增加,消化酶和胃酸分泌减少可诱发腹泻。一些吸收不良综合征,如乳糖不耐受症、糖原性腹泻、先天性氯化物性腹泻、遗传性果糖不耐受症、胰腺囊性纤维性变以及原发性肠吸收不良等都可引起腹泻。

二、发病机制

不同病因引起腹泻的机制不同,可通过以下几种机制致病。

(一)非感染性因素

非感染性因素主要是饮食的量和质不恰当,使婴儿消化功能发生障碍,食物不能充分消化和吸收,积滞于肠道上部,同时酸度下降,有利于肠道下部细菌上移繁殖,使消化功能紊乱。肠道内产生大量的乳酸、乙酸等有机酸,使肠腔渗透压增强,引起腹泻。

(二)感染性因素

病原微生物能否引起肠道感染,取决于宿主防御功能的强弱、感染病原体量的多少以及微生物毒力(黏附性、产毒性及侵袭性)、细胞毒性,其中微生物的黏附能力对于肠道感染至关重要。

1.细菌性肠炎

细菌产生毒素及细菌侵袭性为主要发病机制。

(1)肠毒素性肠炎:病原菌不侵入肠黏膜,不引起病理形态学上的变化,仅附着于完整的肠绒毛上,通过产生肠毒素致病。典型的细菌为产毒性大肠埃希菌和霍乱弧菌。其他细菌也可产生肠毒素,如耶尔森菌、鼠伤寒沙门菌、金黄色葡萄球菌、变形杆菌及空肠弯曲菌等。以产毒性大肠埃希菌为例,通过其菌毛黏附在小肠微绒毛上生长繁殖,产生大量肠毒素。肠毒素有两种,即不耐热毒素和耐热毒素。不耐热毒素的理化性质、免疫状态及作用机制与霍乱毒素相同。不耐热毒素与小肠上皮细胞上的受体神经节苷脂结合,激活腺苷酸环化酶,使肠上皮细胞内三磷酸腺苷转化为环磷酸腺苷。耐热毒素通过激活鸟苷酸环化酶使三磷酸鸟苷转化为环磷酸鸟苷。两者均抑制肠黏膜对钠的吸收,促进氯的分泌。使水向肠腔内渗透,液体积聚于肠道,引起腹泻。

（2）侵袭性肠炎：病原侵入肠黏膜固有层，引起充血、水肿、炎症细胞浸润、糜烂及溃疡等，造成腹泻。由各种侵袭性细菌所致，如志贺菌、沙门菌、侵袭性大肠埃希菌、空肠弯曲菌、耶尔森菌和金黄色葡萄球菌等。志贺菌、侵袭性大肠埃希菌和金黄色葡萄球菌主要侵犯结肠；空肠弯曲菌主要病变在空肠和回肠，也可累及结肠；耶尔森菌多累及回肠；鼠伤寒沙门菌主要累及回肠和结肠。这类病原菌均能引起痢疾样症状，粪便水分不多，有脓血黏液，可出现痉挛样腹痛；同时具有肠毒素作用和侵袭作用的菌株则可引起毒素性水样腹泻和痢疾样症状。

2.病毒性肠炎

目前对轮状病毒研究较多。轮状病毒侵犯小肠上部，严重者累及整个小肠。病毒在小肠绒毛顶端的柱状上皮细胞内复制，使细胞变性，微绒毛肿胀、不规则，从而使受累的小肠黏膜上皮细胞很快脱落。小肠隐窝部的单层立方上皮细胞（分泌细胞）不受损害，增殖上移修复受损的黏膜上皮，但新生的上皮细胞不够成熟，其酶活性和转运功能较差。由于肠黏膜上皮细胞脱落，造成吸收面积减少，使水和电解质吸收减少，而且绒毛裸露，造成水、电解质回渗，导致腹泻；微绒毛上双糖酶，尤其是乳糖酶活性降低，造成双糖吸收障碍，不能分解的营养物质在肠腔内滞留，被肠道细菌分解，增加肠内渗透压，使水进入肠腔，导致腹泻加重。葡萄糖-钠偶联转运机制发生障碍，进一步造成水、电解质吸收减少，形成水样便。国外研究发现，轮状病毒上的非结构蛋白 NSP4 可引起类似于细菌毒素的作用，导致分泌性腹泻。

（三）脂肪、蛋白质和糖代谢紊乱

由于肠道消化吸收功能降低，肠蠕动亢进，使营养素的消化和吸收发生障碍。营养物质的丢失主要是酶功能紊乱，引起同化功能障碍。蛋白质的同化功能减弱，但仍能消化吸收蛋白质。脂肪的同化与吸收受到影响，在恢复期，脂肪的同化作用仍低下。碳水化合物的吸收也受到影响，糖耐量试验曲线低。但在急性腹泻时，患儿胃肠的消化吸收功能未完全丧失，对营养素的吸收可达正常的 $60\%\sim90\%$。

三、临床表现

（一）消化道症状

腹泻时大便次数增多，量增加，性质改变，大便每天 3 次以上，甚至 $10\sim20$ 次/天，可呈稀便、糊状便、水样便，或是黏液脓血便。判断腹泻时粪便的形状比次数更重要。如果便次增多而大便成形，不是腹泻。母乳喂养儿每天排便

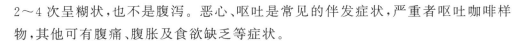

2～4 次呈糊状,也不是腹泻。恶心、呕吐是常见的伴发症状,严重者呕吐咖啡样物,其他可有腹痛、腹胀及食欲缺乏等症状。

(二)全身症状

病情严重者全身症状明显,大多数有发热,体温 38～40 ℃,少数高达 40 ℃以上,可出现面色苍白、烦躁不安、精神萎靡、嗜睡、惊厥、昏迷等表现。随着全身症状加重,可引起神经系统、心功能、肝功能及肾功能失调。

(三)水、电解质及酸碱平衡紊乱

酸碱平衡紊乱主要为脱水及代谢性酸中毒,有时还有低钾血症和低钙血症。

1.脱水

由于腹泻与呕吐丢失大量的水和电解质,使体内保留水分的能力降低;严重呕吐、禁食、食欲降低或拒食,使食物和液体摄入量均减少;患儿发热、呼吸加快、酸中毒者呼吸加深,使不显性失水增加。根据水、电解质损失的量及性质不同分为 3 种类型:等渗性脱水(血清钠浓度 130～150 mmol/L)、低渗性脱水(血清钠浓度＜130 mmol/L)及高渗性脱水(血清钠浓度＞150 mmol/L)。大多数急性腹泻患儿为等渗性脱水。一般表现为体重减轻,口渴,不安,皮肤苍白、弹性差,前囟和眼眶凹陷,黏膜干燥,眼泪减少,尿量减少。按脱水程度分为轻度、中度及重度。

2.代谢性酸中毒

脱水大多有不同程度的代谢性酸中毒,产生原因如下:大量的碱性物质随粪便丢失;脱水时肾血流量不足,尿量减少,体内酸性代谢产物不能及时排出;肠道消化和吸收功能不良,摄入热量不足,脂肪氧化增加、代谢不全,使酮体堆积且不能及时被肾脏排出;严重脱水者组织灌注不足,组织缺氧,乳酸堆积。主要表现为精神萎靡、嗜睡、呼吸深长呈叹息状、口唇樱红,严重者意识不清。新生儿及小婴儿呼吸代偿功能差,呼吸节律改变不明显,主要表现为嗜睡、面色苍白、拒食等,应注意早期发现。

3.低钾血症

腹泻时水样便中钾浓度为 20～50 mmol/L。呕吐、腹泻及钾摄入不足等可导致低血钾发生。其症状多在脱水与酸中毒纠正、尿量增多时出现,原因如下:酸中毒时细胞外液的 H^+ 进入细胞内,与 K^+ 交换,故细胞内 K^+ 下降,而血清钾不降低。脱水时肾功能低下,钾由尿液排出减少。在补液后,尤其是输入不含钾的溶液,血清钾被稀释并随尿液排出增多,酸中毒纠正后钾又从细胞外转运至细内,此时易出现低钾血症。病程在1周以上时逐渐出现低钾血症。营养不良者出现较早且较重。在脱水未纠正前,因血液浓缩、酸中毒及尿少等原因,血钾浓度尚可维持正常,此时很少出现低钾血症。血清钾<3.5 mmol/L,表现为精神萎靡、肌张力降低、腹胀、肠蠕动减弱或消失、心音低钝、腱反射减弱或消失。严重者表现为昏迷、肠麻痹、呼吸肌麻痹、心率减慢、心律不齐、出现心尖部收缩期杂音,可危及生命。心电图表现为ST段下移,T波压低、平坦、双相、倒置,出现U波,P-R间期和Q-T间期延长。

4.低钙血症和低镁血症

低钙血症和低镁血症一般不会出现。腹泻时间较长,原有佝偻病或营养不良患儿,当酸中毒纠正后,血清结合钙增多,离子钙减少,可出现低血钙症状。低镁血症一般在低钠、低钾及低钙纠正后出现,表现为烦躁、手足抽搐或惊厥。原有营养不良及佝偻病时更易出现,少数患儿可出现低镁血症,表现为手足震颤、舞蹈病样不随意运动,易受刺激,烦躁不安,严重者可发生惊厥,补充钙剂后症状无改善。

四、实验室检查

(一)粪便常规检查

粪便显微镜检查注意有无脓细胞、白细胞、红细胞与吞噬细胞,还应注意有无虫卵、寄生虫、真菌孢子和菌丝。有时需反复检查才有意义,有助于腹泻病的病因和病原学诊断。

(二)粪便培养

粪便培养对确定腹泻病原有重要意义。1次粪便培养阳性率较低,需多做几次,新鲜标本立即培养可提高阳性检出率。

(三)粪便乳胶凝集试验

粪便乳胶凝集试验对某些病毒性肠炎有诊断价值,如轮状病毒及肠道腺病毒等。有较好的敏感性和特异性,对空肠弯曲菌肠炎的诊断有帮助。

(四)酶联免疫吸附试验

酶联免疫吸附试验对轮状病毒有高度敏感性和特异性。有助于轮状病毒性肠炎和其他病毒性肠炎诊断。

(五)聚丙烯酰凝胶电泳试验

此法可检测出轮状病毒亚群及不同电泳型,有助于轮状病毒分类和研究。

（六）粪便还原糖检查

双糖消化吸收不良时，粪便还原糖呈阳性，pH＜6.0。继发性双糖酶缺乏远较原发性多见，原发性者以蔗糖-异麦芽糖酶缺乏最常见。

（七）粪便电镜检查

粪便电镜检查对某些病毒性肠炎有诊断价值，如轮状病毒性肠炎和诺沃克病毒性肠炎等。

（八）血白细胞计数和分类

病毒性肠炎白细胞总数一般不增高。细菌性肠炎白细胞总数可增高或不增高，半数以上的患儿有杆状核增高，杆状核＞10％有助于细菌感染的诊断。

（九）血培养

血培养对细菌性痢疾和大肠埃希菌、沙门菌等细菌性肠炎有诊断意义，血液细菌培养阳性者有助于诊断。

（十）血生化检查

对腹泻较重的患儿，应及时检查血 pH、二氧化碳结合力、碳酸氢根、血钠、血钾、血氯及血浆渗透压，对于诊断及治疗均有重要意义。

（十一）其他

对迁延性和慢性腹泻者，必要时做乳糖、蔗糖或葡萄糖耐量试验，呼气氢试验（一种定量非侵入性测定碳水化合物吸收不良的方法，有条件可以应用），也可做消化内镜检查。

五、诊断

根据发病季节、年龄、大便性状以及排便次数做出初步诊断，对于脱水程度和性质，有无酸中毒以及钾、钠等电解质缺乏，进行判断。必要时进行细菌、病毒以及寄生虫等病原学检查。注意与以下疾病相鉴别。

（一）生理性腹泻

小儿外观虚胖，出生后不久大便次数即较多、稀薄，呈金黄色，但不伴呕吐，体重增加正常。至添加辅食后大便逐渐转为正常。

（二）急性坏死性小肠炎

感染及变态反应是急性坏死性小肠炎发病的重要因素。本病具有腹泻、腹胀、便血、高热及呕吐五大症状。大便初为水样便，继而转为暗红色、果酱样或血便,腹胀多较严重,可早期出现休克,甚至昏迷、惊厥。

(三)急性细菌性痢疾

细菌性痢疾夏季发病率高,患儿多进食过不洁食物,潜伏期 24～72 小时。大多数患者起病急,表现为高热、腹痛、呕吐、腹泻、里急后重,大便多呈黏液脓血便,排便次数每天数次至十多次。中毒性菌痢者可出现高热惊厥、嗜睡或昏迷,甚至休克等症状。病程长短不等。粪便培养可确诊。

六、治疗

治疗原则为预防脱水,纠正脱水,继续饮食,合理用药。

(一)急性腹泻的治疗

1.脱水的防治

脱水的预防和纠正在腹泻治疗中占极重要的地位,世界卫生组织推荐的口服补液盐进行口服补液疗法具有有效、简便、价廉、安全等优点,已成为主要的补液途径,是腹泻治疗的一个重要进展。口服补液治疗是基于小肠的 Na^+-葡萄糖偶联转运机制。小肠微绒毛上皮细胞刷状缘上存在 Na^+-葡萄糖的共同载体,只有同时结合 Na^+ 和葡萄糖才能转运,即使急性腹泻时,这种转运功能仍相当完整。动物实验结果表明,口服补液盐溶液中 Na^+ 和葡萄糖比例适当,有利于 Na^+ 和水的吸收。口服补液盐中含有钾和碳酸氢盐,可补充腹泻时钾的丢失和纠正酸中毒。

(1)预防脱水:腹泻导致体内大量的水与电解质丢失。因此,患儿一开始腹泻就应该给予口服足够的液体并继续给小儿喂养,尤其是给予婴幼儿母乳喂养,以防脱水。选用以下方法。①口服补液盐:本液体为 2/3 张溶液,用于预防脱水时加等量或半量水稀释以降低电解质的张力。每次腹泻后,2 岁以下服 50～100 mL,2～10 岁服 100～200 mL,>10 岁的能喝多少就给多少。也可按 40～60 mL/kg,腹泻开始即服用。②米汤加盐溶液:米汤 500 mL＋细盐 1.75 g 或炒米粉 25 g＋细盐 1.75 g＋水 500 mL,煮 2～3 分钟。用量为 20～40 mL/kg,4 小时内服完,以后随时口服,能喝多少给多少。③糖盐水:白开水 500 mL＋蔗糖 10 g＋细盐 1.75 g。用法、用量同米汤加盐溶液。

(2)纠正脱水:小儿腹泻发生的脱水大多可通过口服补液疗法纠正。重度脱水需静脉补液。

口服补液:适用于轻度、中度脱水者。有严重腹胀、休克、心肾功能不全、其他较重的并发症以及新生儿,均不宜口服补液。分两个阶段,即纠正脱水阶段和维持治疗阶段。纠正脱水应用口服补液盐补充累积损失量,轻度脱水给予 50 mL/kg,中度脱水给予 50～80 mL/kg,少量多次口服,以免呕吐影响疗效,所需液体量应在 4～6 小时内服完。脱水纠正后,口服补液盐以等量水稀释补充继续丢失量,随丢随补,也可按每次 10 mL/kg 计算。生理需要量选用低盐液体,如开水、母乳或牛奶等,婴幼儿体表面积相对较大,代谢率高,应注意补充生理需要量。

静脉补液:重度脱水和新生儿腹泻患儿均宜静脉补液。

第 1 天补液:包括累积损失量、继续损失量和生理需要量。累积损失量根据脱水程度计算,轻度脱水 50 mL/kg,中度脱水 50～100 mL/kg,重度脱水 100～120 mL/kg。溶液电解质和非电解质比例(即溶液种类)根据脱水性质而定,等渗性脱水用 1/2～2/3 张含钠液,低渗性脱水用 2/3 等张含钠液,高渗性脱水用 1/3 张含钠液。输液滴速宜稍快,一般在 8～12 小时补完,每小时 8～10 mL/kg。对重度脱水合并周围循环障碍者,以 2:1 等张液 20 mL/kg,于 30～60 分钟内静脉推注或快速滴注以迅速增加血容量,改善循环和肾脏功能。在扩容后根据脱水性质选用前述不同溶液继续静脉滴注,但需扣除扩容量。对中度脱水无明显周围循环障碍不需要扩容。继续丢失量和生理需要量能口服则口服,对于不能口服、呕吐频繁及腹胀者,给予静脉补液,生理需要量每天 60～80 mL/kg,用 1/5 张含钠液补充,继续损失量是按“失多少补多少”,用 1/3～1/2 含钠溶液补充,两者合并,在 12～16 小时补完,一般约每小时 5 mL/kg。

第 2 天补液:补充继续丢失量和生理需要量。能口服者原则同预防脱水。需静脉补液者,将生理需要量和继续丢失量两部分液体(计算方法同上所述)一并在 24 小时均匀补充。

纠正酸中毒:轻、中度酸中毒无需另行纠正,因为在输入的溶液中已含有一部分碱性溶液,而且经过输液,循环和肾功能改善,酸中毒随即纠正。严重酸中毒经补液后仍表现有酸中毒症状者,则需要用碱性药物。常用的碱性药物有碳酸氢钠和乳酸钠。在无实验室检查条件时,可按 5% 碳酸氢钠 5 mL/kg 或 11.2 乳酸钠 3 mL/kg,可提高 CO_2 结合力 5 mmol/L。需要同时扩充血容量者可直接用 1.4% 碳酸氢钠 20 mL/kg 代替 2:1 等张液,兼有扩容和加快酸中毒纠正的作用。

钾的补充:低钾的纠正一般按 KCl 2～4 mmol/(kg·d) 或 10% KCl 3 mL/(kg·d),浓度常为 0.15%～0.30%,切勿超过 0.30%,速度不宜过快,至少在 6 小时以上补给。患儿如能口服,改用口服。一般情况下,静脉补钾需肾功能良好,即见尿补钾。但在重度脱水患儿有较大量的钾丢失,补液后循环得到改善,血钾被稀释。酸中毒纠正,钾向细胞内转移,所以易造成低血钾。重度脱水特别是原有营养不良或病程长,多日不进食的患儿,及时补钾更必要。一般补钾4~6天,严重缺钾者适当延长补钾时间。

钙和镁的补充:一般患儿无须常规服用钙剂,对合并营养不良或佝偻病的患儿应早期补钙。在输液过程中如出现抽搐,可给予10%葡萄糖酸钙5~10 mL,静脉缓慢推注,必要时重复使用。个别抽搐患儿用钙剂无效,应考虑到低镁血症的可能,经血镁测定,证实后可给25%硫酸镁,每次给0.2 mL/kg,每天2~3次,深部肌内注射,症状消失后停药。

2.饮食治疗

饮食治疗目的在于满足患儿的生理需要,补充疾病消耗,并针对疾病特殊病理生理状态调整饮食,加速恢复健康。强调腹泻患儿继续喂养,饮食需适应患儿的消化吸收功能,根据个体情况分别对待,最好参考患儿食欲及腹泻等情况,结合平时饮食习惯,采取循序渐进的原则,并适当补充微量元素和维生素。母乳喂养者应继续母乳喂养,暂停辅食,缩短每次哺乳时间,少量多次哺乳。人工喂养者,暂停牛奶和其他辅食4~6小时后(或脱水纠正后)继续进食。6个月以下婴儿,以牛奶或稀释奶为首选食品。轻症腹泻者,配方牛奶喂养大多耐受良好。严重腹泻者,消化吸收功能障碍较重,双糖酶(尤其是乳糖酶)活力受损,乳糖吸收不良,全乳喂养可加重腹泻症状,甚至可引起酸中毒,先以稀释奶、发酵奶、奶谷类混合物及去乳糖配方奶喂哺,每天喂6次,保证足够的热量,逐渐增至全奶。6个月以上者,可用已经习惯的平常饮食,选用稠粥、面条,并加些植物油、蔬菜、肉末或鱼末等,也可喂果汁或水果食品。

饮食调整原则上由少到多、由稀到稠,尽量鼓励多吃,逐渐恢复到平时饮食。调整速度与时间取决于患儿对饮食的耐受情况。母乳喂养或牛奶喂养者,如大便量、次数明显增多,呈水样稀便,带酸臭味;呕吐;腹胀;肠鸣音亢进;引起较严重的脱水和酸中毒;停止喂哺后症状减轻;测大便pH<6.0;还原物质>0.5%,考虑为急性腹泻继发性乳糖酶缺乏。乳糖吸收不良,改稀释牛奶、发酵奶或去乳糖配方奶(不含乳糖)喂养,并密切观察,一旦小儿能耐受即应恢复正常饮食。遇脱水严重、呕吐频繁的患儿,宜暂禁食,先纠正水和电解质紊乱,病情好转后恢复喂养。必要时对重症腹泻伴营养不良者采用静脉营养。腹泻停止后,应提供富有热量和营养价值高的饮食,并应超过平时需要量的10%~100%,一般2周内每天加餐1次,以较快地补偿生长发育,赶上正常生长。

3.药物治疗

（1）抗生素治疗：根据感染性腹泻病原谱和部分细菌性腹泻有自愈倾向的特点，世界卫生组织提出 90％的腹泻不需要抗菌药物治疗，国内专家提出大约 70％的腹泻不需要也不应该用抗生素，抗生素适用于侵袭性细菌感染的患儿（约 30％）。临床指征：①血便；②有里急后重；③大便镜检白细胞布满视野；④大便 pH 为 7 以上。非侵袭性细菌性腹泻重症、新生儿、小婴儿和原有严重消耗性疾病者（如肝硬化、糖尿病、血液病及肾衰竭等），使用抗生素指征可放宽。

喹诺酮类药物：治疗腹泻抗菌药的首选药物。常用诺氟沙星和环丙沙星。可用于细菌性痢疾，如大肠埃希菌、空肠弯曲菌、耶尔森菌等引起的肠炎。由于动物实验发现此类药物可致胚胎关节软骨损伤，因此给儿童的剂量不宜过大，疗程不宜过长（一般不超过 1 周）。常规剂量：诺氟沙星每天15～20 mg/kg，分 2～3 次口服；环丙沙星每天 10～15 mg/kg，分 2 次口服或静脉滴注。

小檗碱：用于轻型细菌性肠炎，疗效稳定，不易耐药，不良反应少，与某些药物联合应用可提高疗效。剂量为每天5～10 mg/kg，分 3 次口服。

呋喃唑酮：每天 5～7 mg/kg，分 3～4 次口服。在肠道可保持高药物浓度，不易产生耐药性。有恶心、头晕、皮疹、溶血性贫血及黄疸等不良反应。

氨基糖苷类：本类药物的临床疗效仅次于第三代头孢菌素与环丙沙星，但对儿童不良反应大，主要为肾损害及耳神经损害。庆大霉素已很少应用。阿米卡星每天10～15 mg/kg，分次肌内注射或静脉滴注。妥布霉素 3～5 mg/kg，分 2 次静脉滴注或肌内注射。奈替米星 4～16 mg/kg，1 次或分 2 次静脉滴注。

第三代头孢菌素及氧头孢烯类：腹泻的病原菌普遍对本类药物敏感，包括治疗最为困难的多重耐药的鼠伤寒沙门菌及志贺菌。临床疗效好，不良反应少，但价格贵，需注射给药，故不作为临床第一线用药，仅用于重症及难治性患者。常用有头孢噻肟、头孢唑肟、头孢曲松及拉氧头孢等。

复方新诺明：20～50 mg/（kg·d），分 2～3 次口服。近年来，因其耐药率高，较少应用。该药对小儿的不良反应大，<3 岁慎用，<1 岁不用。

（2）肠黏膜保护剂：蒙脱石是一种天然的铝和镁的硅酸盐，能改善肠黏液的质和量，加强肠黏膜屏障，吸附和固定各种细菌、病毒及其毒素，有助于受损肠黏膜修复和再生。临床证明其治疗腹泻具有止泻、收敛和抑病毒作用，能缩短病程。剂量：1 岁以下每天 3.0 g（1 袋），1～2 岁每天 3.0～6.0 g，2～3 岁每天 6.0～9.0 g，3 岁以上每天 9.0 g，每天分 3 次，溶于 30～50 mL 液体（温水、牛奶或饮料）中口服。首次剂量加倍。

（3）微生态疗法：目的在于恢复肠道正常菌群的生态平衡，起到生物屏障作用，抵御病原菌的定植和侵入，有利于腹泻的恢复。常用药：①乳酶生，为干燥乳酸杆菌片剂，每次 0.3 g，每天 3 次；②口服嗜酸乳杆菌胶囊，为灭活的嗜酸乳酸杆菌及其代谢产物，每包含菌 50 亿，每次 50 亿～100 亿，每天 2 次；③双歧杆菌活菌制剂，每粒胶囊含双歧杆菌 0.5 亿，每次 1 粒，每天 2～3 次；④枯草杆菌、肠球菌二联活菌多维颗粒，为活菌制剂，每袋含粪链球菌 1.35 亿和枯草杆菌 0.15 亿，每次 1 袋，每天 2～3 次；⑤口服双歧杆菌、嗜酸乳杆菌、肠球菌三联活菌胶囊，每次 1～2 粒，散剂每次 0.5～1.0 包，每天 2～3 次。

（二）迁延性和慢性腹泻的治疗

（1）预防、治疗脱水，纠正水、电解质和酸碱平衡紊乱。

（2）营养治疗：此类患者多有营养障碍。小肠黏膜持续损害、营养不良继发免疫功能低下的恶性循环是主要的发病因素。营养治疗是重点，尽早供给适当的热量和蛋白质制剂以纠正营养不良状态，维持营养平衡可阻断这一恶性循环。一般热量需要在每天 669.4 kJ/kg，蛋白质每天 2.29 g/kg，才能维持营养平衡。饮食的选择应考虑到患儿的消化功能及经济状况，母乳为合适饮食，或选用价格低廉、可口的乳类食品。要素饮食是慢性腹泻患儿最理想的食品，含已消化的简单的氨基酸、葡萄糖和脂肪，在严重小肠黏液损害和伴胰腺消化酶缺乏的情况下仍可吸收和耐受。

应用时浓度用量视临床状况而定。少量开始，2～3 天达到所要求的热量和蛋白质需要量。每天 6～7 次，经口摄入或经胃管重力间歇滴喂。当腹泻停止，体重增加，逐步恢复普通饮食。对仅表现乳糖不耐受症者选用去乳糖配方奶、豆浆和酸奶等。对严重腹泻儿且要素饮食营养治疗后腹泻仍持续、营养状况恶化者，需给予静脉营养。

静脉营养的成分是葡萄糖、脂肪、蛋白质、水溶性和脂溶性维生素、电解质及微量元素。我国针对腹泻推荐的静脉营养配方为每天脂肪乳剂 2～3 g/kg，复方结晶氨基酸 2.0～2.5 g/g，葡萄糖 12～15 mg/kg，液体 120～150 mL/kg，热量 209.2～376.6 kJ/kg。

葡萄糖是主要供能物质，浓度为 8%～12%，输注速度每分钟 4～6 mg/kg，最大可达 12～15 mg/kg。氨基酸是蛋白质的基本单位，是静脉营养的氮的主要来源，小儿氨基酸代谢与成人不同，选用小儿专用氨基酸较合理，目前小儿专用氨基酸配方有国产和德国产，使用时从小剂量开始，每天 0.5 g/kg，每天递增 0.25～0.50 g/kg，至 2.5～3.0 g/kg。氨基酸可与葡萄糖共同输入。10% 脂肪乳剂

10～20 mL/kg,第 3 天起可增至 20～40 mL/kg,静脉滴注＞6 小时,最好 24 小时均匀输入。在应用上述营养液同时还应补充电解质、维生素及微量元素。

(3)抗生素:使用时要十分慎重,一般用于分离出特异病原体的感染,并根据药敏试验结果指导临床用药。

第五节 先天性巨结肠

先天性巨结肠是婴儿常见的消化道畸形。病因是结肠远端及直肠缺乏神经节细胞,导致远端肠管呈痉挛性狭窄状态,近端结肠则继发性扩张与肥厚。

一、病理生理

先天性巨结肠基本的病理改变是受累肠管的远端肠壁肌间神经丛和黏膜下神经丛神经细胞先天性缺如,副交感神经纤维则较正常显著增生。这一组织解剖上的病理改变,致使受累肠段发生生理学方面的功能异常即正常蠕动消失,代之以痉挛性收缩。这种处于经常收缩状态的肠管非器质性肠狭窄和功能性肠梗阻,导致从上段肠腔来的肠内容物不能通过。而近端结肠肠壁正常,神经节细胞在肌间神经丛的存在一如正常,副交感神经亦无变化,肠管运动在早期非但不消失反而增强。然而剧烈的蠕动并不能将粪便推进到远端痉挛的肠腔内。于是粪便潴留,大量粪便长久淤滞的结果致使肠段代偿性扩张、肥厚,形成巨结肠。

无神经节的长度,最多见是从肛管齿线起至直肠及乙状结肠的远端部分,可延伸至降结肠或横结肠,或广泛累及全结肠和回肠末端,全结肠无神经节细胞较少见。无神经节细胞的痉挛段外观较僵硬,无蠕动。

基本的病理改变在痉挛肠段最为明显,肠壁三个神经丛内神经节细胞完全缺如,但肠壁肌层间有较粗的胆碱酯酶阳性神经干,在肌环中亦有较正常为多的胆碱酯酶染色强阳性神经纤维存在,在肠管痉挛段远端最明显。

二、临床症状

(一)胎便排出延迟,顽固性便秘腹胀

患儿因病变肠管长度不同而有不同的临床表现。痉挛段越长,出现便秘症状越早越严重。多于生后 48 小时内无胎便排出或仅排出少量胎便,可于 2～

3 天出现低位部分甚至完全性肠梗阻症状,呕吐、腹胀、不排便。痉挛段不长者,经直肠指诊或温盐水灌肠后可排出大量胎粪及气体使症状缓解。痉挛段长者,梗阻症状多不易缓解,有时需急诊手术治疗。肠梗阻症状缓解后仍有便秘和腹胀者,需要经常扩肛灌肠才能排便,严重者发展为不灌肠不排便,腹胀逐渐加重。

(二)营养不良,发育迟缓

长期腹胀、便秘可使患儿食欲缺乏,影响营养的吸收。粪便淤积使结肠肥厚、扩张,腹部可出现宽大肠型。直肠指诊:大量气体及稀便随手指拔出而排出。

(三)巨结肠伴发小肠结肠炎

巨结肠伴发小肠结肠炎是最常见和最严重的并发症,尤其是在新生儿时期。其病因尚不明确。患儿全身情况突然恶化,腹胀严重,呕吐,有时腹泻。腹泻及扩张的肠管内大量肠液积存,产生脱水酸中毒、高热、血压下降,若不及时治疗,可引起较高的病死率。

三、诊断

凡新生儿出生后 24～48 小时无胎粪或经指挖、灌肠后才能排出胎粪,并伴有腹胀和呕吐者,均应怀疑为先天性巨结肠。一般根据临床症状,结合以下检查即可确诊。

(一)X 线检查

X 线检查是诊断本病的重要手段之一,腹部平片可见结肠充气扩张,年长儿童可看到扩张的横结肠横贯于腹部。钡剂灌肠也很有价值,可查明痉挛性狭窄肠段的范围、移行到扩张肠管的部位、蠕动和张力的变化。腹部平片可发现在腹外围存在连续空柱状透亮区。有人建议做倒置位和正侧位腹部、盆腔摄片,如气体不能升入直肠,诊断就更可靠。

(二)直肠活体组织检查

从理论上讲,直肠活检对本病的诊断最可靠。但由于新生儿肛门狭小,而切取组织要距肛门缘 4 cm 以上,且深度也要达直肠全肌层,因此操作难度大。再加上肛管的直肠神经节细胞稀少,肛门内括约肌部分的神经节细胞缺如,切取组织位置偏低,很容易误诊。此外,新生儿尤其是早产儿,神经节细胞特别细小,其核显露不佳,所以必须是对此有丰富经验的病理科医师才能诊断。

(三)直肠指诊

直肠指诊对诊断颇有帮助,除可排除直肠、肛门无先天性闭锁和狭窄等器质性病变外,还可缓解腹胀。首先指感直肠壶腹有空虚感,无大量胎粪潴留,当手指拔出后,随即排出大量的胎粪及许多臭气,这种暴发式排泄后,腹胀即有好转。

(四)组织化学检查法

此法无需麻醉操作,可在门诊暖箱内进行。最适用于新生儿观察病变肠段胆碱能神经纤维的变化。由于正常肠壁黏膜下的肌层附近,可有极少很细的胆碱能神经纤维,而黏膜层内外则罕见这种神经纤维。当黏膜下层乙酰胆碱酯酶含量增多,见增生的乙酰胆碱酯酶染色强阳性的副交感神经纤维时可诊断为先天性巨结肠。

(五)直肠内压测定法

由于先天性巨结肠患儿缺乏对直肠扩张所引起的肛门括约肌松弛,也缺乏肛门直肠反射,因此当气囊充气时刺激直肠壁后肛管,如果压力不下降,即可疑诊为先天性巨结肠。但由于患儿哭闹和腹肌紧张,时常发生假象。因此,必要时可重复测压。

四、治疗

(一)保守治疗

保守治疗适用于超短形先天性巨结肠患儿、新生儿。先用保守治疗,待6个月后,再行根治手术。痉挛肠段短、便秘症状轻者,可先采用综合性非手术疗法,包括定时用等渗盐水洗肠(灌洗出入量要求相等,忌用高渗、低渗盐水或肥皂水)、扩肛,使用甘油栓、缓泻药,并可用针灸或中药治疗,避免粪便在结肠内淤积。若以上方法治疗无效,虽为短段巨结肠亦应手术治疗。凡痉挛肠段长、便秘严重者必须进行根治手术。

(二)结肠造瘘

新生儿经保守治疗失败或患者病情严重或不具备根治术条件者,均可选用结肠造瘘术。

(三)根治手术

1.结肠造口

结肠造口适用于对保守治疗无效,而且症状逐渐加重的婴儿。也有人认为结肠造瘘对婴儿巨结肠疗效不佳。此外,造瘘术也不易被家属所接受。

2.根治术

根治术手术创伤小,安全性大,可减少或不破坏盆腔神经丛,术后不影响排便及生殖能力。适用于6个月以上的婴儿及低位节段性痉挛巨结肠。

第六章

内分泌系统常见病

第一节　中枢性尿崩症

一、概述

尿崩症（diabetes insipidus，DI）是指患儿完全或部分丧失尿液浓缩功能，主要表现为多尿、排出稀释性尿和多饮。造成尿崩症的原因很多，因抗利尿激素（antidiuretic hormone，AVP）分泌或释放不足引起者，称中枢性尿崩症（central diabetes insipidus，CDI）。

二、病因

前加压素原由信号肽、AVP、垂体后叶素运载蛋白和肽素组成，前加压素原合成后经加工形成分子数量比例为 1:1:1 的 AVP、垂体后叶素运载蛋白和肽素。在下丘脑视上核和室旁核合成的 AVP 经神经末梢运送至神经垂体储存。血钠浓度等引起细胞外液渗透压的变化可通过位于视上核和渴觉中枢附近的渗透压感受器，控制 AVP 的分泌和饮水行为；血容量变化通过位于心房、主动脉和颈动脉的压力感受器，调节 AVP 的释放。此外，恶心、皮质醇缺乏和低血糖等也可促进 AVP 的释放。

AVP 与肾脏的集合管细胞上的加压素 V2 受体结合，通过增加水通道蛋白在集合管细胞顶端膜上的数量，增加其对水的通透性，促进水的重吸收，使尿量减少，保留水分，发挥其抗利尿的生理作用。

中枢性尿崩症的病因包括遗传性、先天性畸形、获得性和特发性等，主要通过以下几种机制导致 AVP 缺乏：遗传性或先天性的 AVP 缺乏，分泌 AVP 的神

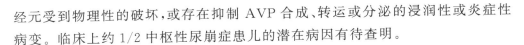

经元受到物理性的破坏,或存在抑制 AVP 合成、转运或分泌的浸润性或炎症性病变。临床上约 1/2 中枢性尿崩症患儿的潜在病因有待查明。

三、临床表现

本病可发生于任何年龄,以烦渴、多饮、多尿为主要症状。每天饮水量可大于 3 000 mL/m²,每天尿量可达 4~10 L,甚至更多,尿比重低且固定。夜尿增多,可出现遗尿。婴幼儿烦渴时哭闹不安,不肯吃奶,饮水后安静。喂水不足的患儿可发生便秘、低热、脱水甚至休克,严重脱水可导致脑损伤及智力缺陷。学龄儿童由于烦渴、多饮、多尿可影响学习和睡眠,出现少汗,皮肤干燥、苍白,精神不振,食欲低下,体重不增,生长缓慢等症状。如充分饮水,一般情况正常,无明显体征。

除上述尿崩症常见的临床症状外,不同病因的患儿可有相应的临床表现,如大脑中线先天性缺陷伴尿崩症的患儿,除发病早(生后 1 周即可出现尿崩症症状)外,还可有唇裂或腭裂等中线颅面缺损或畸形等表现。

四、实验室检查

(一)尿液检查

每天尿量可达 4~10 L,尿色清淡无气味,尿比重低,一般为 1.001~1.005;尿渗透压低,为 50~200 mmol/L;尿蛋白、尿糖及有形成分均为阴性。

(二)血生化检查

血钾、氯、钙、镁、磷等一般正常,血钠正常或稍高,肌酐、尿素氮正常,血浆渗透压正常或偏高。无条件测定血浆渗透压的可以公式推算:

渗透压=(血钠+血钾)×2+血糖+血尿素氮,计算单位均用 mmol/L。

(三)禁水试验

禁水试验的目的是观察患儿在细胞外液渗透压增高时的尿液浓缩能力。自试验前一天晚上 7~8 点患儿开始禁食,直至试验结束。试验当天早 8 点开始禁饮,先排空膀胱,测定体重,采血测血钠及渗透压;然后每小时排尿一次,测尿量、尿渗透压(或尿比重)和体重,直至相邻 2 次尿渗透压之差连续 2 次<30 mmol/L,或体重下降达 5%,或尿渗透压≥800 mmol/L,即可再次采血测渗透压、血钠。

结果分析:正常儿童禁饮后不出现脱水症状,每小时尿量逐渐减少,尿比重逐渐上升,尿渗透压可达 800 mmol/L 以上,而血钠、血浆渗透压均正常。

精神性多饮儿童尿比重最高可达 1.015 以上,尿渗透压达 300 mmol/L,或尿渗透压与血浆渗透压之比≥2,这些都提示 AVP 分泌量正常。

尿崩症患儿每小时尿量减少不明显,持续排出低渗尿,尿比重不超过 1.010,尿渗透压变化不大;血钠和血浆渗透压上升分别超过 145 mmol/L 和 295 mmol/L;体重下降 3%~5%。

禁水试验期间应密切观察,如患儿烦渴加重并出现严重脱水症状,或体重下降超过 5%,或血压明显下降,一般情况恶化时,应迅速终止试验并让患儿饮水。

(四)加压素试验

加压素试验用于评价肾脏最大尿液浓缩能力,鉴别中枢性尿崩症和肾性尿崩症。禁水试验结束后,皮下注射垂体后叶素 5 U(或精氨酸加压素 0.1 U/kg),然后 2 小时内每 30 分钟留尿一次,共 4 次,测定尿量和尿渗透压。

结果分析:如尿渗透压上升峰值超过给药前的 50%,则为完全性中枢性尿崩症;超过 9%者为部分性尿崩症;肾性尿崩症仅超过不到 9%。

禁水试验开始后,每小时排尿一次,测尿量、尿渗透压(或尿比重)和体重,直至相邻 2 次尿渗透压之差连续 2 次<30 mmol/L,或体重下降达 5%,或尿渗透压≥800 mmol/L,即可再次采血测渗透压和血钠等,大多数可在 6 小时内完成试验。

(五)血浆 AVP 测定

结合禁水试验测定血浆 AVP 有助于尿崩症的鉴别。中枢性尿崩症血浆 AVP 浓度低于正常;肾性尿崩症血浆 AVP 基础状态可测出,禁饮后明显升高但尿液不能浓缩;精神性多饮 AVP 分泌正常。但由于 AVP 半衰期短(24 分钟),在体内外不稳定、易被清除;加之检测方法烦琐、耗时等原因,限制了其在尿崩症鉴别诊断中的应用。

(六)血浆肽素测定

血浆肽素可敏感地反映体内 AVP 的分泌状态。血浆肽素基础浓度的检测有助于尿崩症的鉴别诊断:中枢性尿崩症血浆肽素<2.6 pmol/L,而肾性尿崩症则>20 pmol/L。

此外,由于血浆肽素在体外相对稳定,检测所需血浆量少、耗时短等,其检测有望取代 AVP 的检测,成为诊断尿崩症的一个重要指标。

(七)影像学检查

选择性进行头颅 X 线检查、CT 检查或 MRI 检查,以排除颅内肿瘤,明确病因,指导治疗。探查颅内神经垂体病变时 MRI 检查优于 CT 检查。

五、诊断及鉴别诊断

中枢性尿崩症需与其他原因引起的多饮、多尿相鉴别。

(一)高渗性利尿

如糖尿病、肾小管酸中毒等,可根据血糖、尿比重、尿渗透压及其他临床表现加以鉴别。

(二)高钙血症

高钙血症见于维生素 D 中毒、甲状旁腺功能亢进等。

(三)低钾血症

低钾血症见于原发性醛固酮增多症、慢性腹泻等。

(四)慢性肾脏疾病

慢性肾脏疾病,尤其是肾小管疾病;引起肾脏对 AVP 的作用不敏感的电解质紊乱,如高钙血症、低钾血症,可影响肾脏的浓缩功能而引起多尿、多饮等症状。

(五)肾性尿崩症

肾性尿崩症是由于肾小管上皮细胞对 AVP 无反应所致。发病年龄和症状轻重差异较大,重者生后不久即出现症状,可有多尿、脱水、体重不增、生长障碍、发热,甚至中枢神经系统症状。轻者发病较晚,当患儿禁饮时,可出现高热、体重迅速下降等症状。禁水、加压素试验均不能提高尿渗透压。

(六)精神性多饮

精神性多饮又称为精神性烦渴,通常由某些精神因素引起多饮后导致多尿,起病多为渐进性,多饮、多尿症状逐渐加重,但夜间饮水较少。患儿血钠、血浆渗透压均处于正常低限,AVP 分泌能力正常,因此,禁水试验比加压素试验更能使其尿渗透压增高。

六、治疗

(一)病因治疗

明确诊断后应积极寻找病因。对有原发病灶的患儿必须针对病因治疗,如肿瘤患儿应根据肿瘤的性质、部位选择手术或放疗方案。特发性中枢性尿崩症患儿,应检查有无激素缺乏情况;渴感正常的患儿应充分饮水,但存在脱水、高钠血症的情况下应缓慢给水,以免造成脑水肿。对精神性多饮者应寻找引起多饮、多尿的精神因素,并进行相应的治疗。

(二)激素补充治疗

1.鞣酸加压素

鞣酸加压素为混悬液,用前需稍加温并摇匀,再进行深部肌内注射。开始剂量为每次 0.1~0.2 mL,药效可维持 3~7 天,待多尿、多饮症状又出现时再次注射。可根据疗效逐步调整剂量,每次增加 0.1 mL。剂量过大可引起患儿面色苍白、血压升高及腹痛等症状。此外,用药期间应注意患儿的饮水量,避免发生水中毒。

2.1-脱氨-8-D-精氨酸加压素(DDAVP)

DDAVP 为人工合成的 AVP 类似物。控制症状所需剂量的个体差异较大,一般用药 1~2 小时后患儿尿量开始减少。

(1)口服片剂。醋酸去氨加压素:作用维持时间 8~12 小时,每片含量 100 μg。用量 100~1 200 $\mu g/d$(是喷鼻剂量的 10~20 倍),分 2~3 次口服;一般从小剂量每次 50 μg 开始,逐渐加量至疗效满意。

(2)喷鼻剂:作用维持时间 12~24 小时,含量 100 $\mu g/mL$。通常用量为每次 2~40 μg,每天 1 次或 2 次(间隔 12 小时)鼻腔滴入。一般从小剂量开始,如婴儿每次自 0.5~1.0 μg,儿童自 2.5 μg 起,逐渐加量至疗效满意。用前需清洁鼻腔,症状复现时再次给药。

DDAVP 不良反应少见,偶有引起头痛或腹部不适;喷鼻剂可有眼刺激、鼻炎、咳嗽等不良反应。

第二节　单纯性甲状腺肿

一、概述

单纯性甲状腺肿是由于缺碘、致甲状腺肿物质等环境因素或由于遗传及先天缺陷等引起的非炎症、非肿瘤性疾病。通常情况下,患儿既无甲状腺功能亢进又无甲状腺功能减退表现。甲状腺呈弥漫性或多结节性肿大,女性多见。可呈地方性分布,常为缺碘所致,称为地方性甲状腺肿;也可散发,主要是因先天性甲状腺激素合成障碍或致甲状腺肿物质等所致,称为散发性甲状腺肿,多发生于青春期。

二、病因

(一)碘缺乏

碘缺乏是引起地方性甲状腺肿的主要原因。碘是甲状腺激素合成的原料，正常成人(包括青春期)每天需碘约 100 μg，1～10 岁小儿 60～100 $\mu g/d$，婴幼儿 35～40 $\mu g/d$。缺碘引起甲状腺激素合成相对不足，通过负反馈作用使垂体促甲状腺激素分泌增加，刺激甲状腺增生肿大。如在青春期、妊娠期、哺乳期、感染、创伤和精神刺激时，由于机体对甲状腺激素的需要量增多，可诱发或加重甲状腺肿。

(二)致甲状腺肿物质

常见致甲状腺肿食物有卷心菜、黄豆、木薯及含氟过多的饮用水。致甲状腺肿药物包括硫脲类、硫氰酸盐、磺胺类、锂盐、高氯酸盐等。这些物质可抑制碘离子的浓集、碘的有机化和酪氨酸碘化，从而抑制甲状腺激素的合成。母亲孕期服用抗甲状腺药物、锂盐和氨碘酮可引起新生儿甲状腺肿。

(三)高碘摄入

高碘摄入是少见的引起甲状腺肿的原因。其发生机制为碘摄入过多，过氧化物酶的功能基团可能过多被占用，影响了酪氨酸碘化，碘的有机化过程受阻，甲状腺呈代偿性肿大。

(四)甲状腺激素合成障碍

家族性甲状腺肿属于常染色体隐性遗传，致病原因是酶的遗传性缺陷造成甲状腺激素合成障碍。如缺乏过氧化物酶、碘化酶，使甲状腺激素的合成受阻；缺乏水解酶，使甲状腺激素从甲状腺球蛋白解离发生障碍，均可导致甲状腺肿。

(五)其他

如甲状腺球蛋白基因突变、甲状腺激素受体缺陷等。

三、诊断

(一)临床表现

大多数甲状腺肿大是偶然被发现的。颈部肿块可缓慢增大，多数患者无症状。甲状腺肿大较严重时可出现颈部不适，引起颈部周围器官的压迫症状，如气管受压可出现憋气、呼吸不畅甚至呼吸困难；食管受压可造成吞咽困难；喉返神经受压出现声音嘶哑、痉挛性咳嗽,晚期可失声;颈交感神经节链受压时会发生霍纳综合征(同侧瞳孔缩小,眼球内陷,上睑下垂和受累侧无汗)。部分患者有甲状腺肿大家族史。

甲状腺触诊虽不能起关键的诊断作用,和超声诊断的差别可很大,但触诊有临床初筛的意义。正常的甲状腺是不能望见和触及的,只有甲状腺比正常大4~5倍(即超过35 g)时才能被触及(相当于受检者拇指末节大小)。弥漫性甲状腺肿甲状腺均匀弥漫性肿大,左右两叶对称,无结节,甲状腺表面光滑,质地较软,无压痛,与周围组织不粘连,不累及周围淋巴结。结节性甲状腺肿甲状腺触诊呈结节状肿大,多不对称,早期可能只有一个结节,多为多发性结节,大小不等,结节质软或硬、光滑、无触痛。触诊时应注意肿大甲状腺的对称性,有无结节,有无局部粘连及局部淋巴结肿大。

如果甲状腺呈两侧不对称性肿大、局部有粘连、有喉返神经压迫或浸润征象(声嘶,失声),或局部淋巴结肿大者应注意恶变的可能。此外,肿块硬而固定,直径>4 cm者应考虑恶性肿瘤。短时间内甲状腺迅速增大者应考虑恶变或局部出血。

(二)实验室检查

1.甲状腺功能测定

患者血清 T_3、T_4 和促甲状腺激素(thyroid stimulating hormone,TSH)基本正常,对血 TSH 有升高倾向者应注意是否为甲状腺炎的早期。抗甲状腺过氧化物酶抗体(TPOAb)和抗甲状腺球蛋白抗体(TGAb)阴性或低度阳性。

2.尿碘测定

正常成人尿碘排出量为 $100\sim500\ \mu g/L$,尿碘排出少于 $100\ \mu g/L$,说明有碘摄入不足。

3.血清甲状腺球蛋白(thyroglobulin,TG)测定

血清 TG 的测定被认为是衡量碘缺乏的敏感指标,TG 与碘摄入量成反比。碘摄入正常的儿童和成人血清 TG 的中位数为 $10\ \mu g/L$,血 TG 超过 $20\ \mu g/L$ 反映可能碘摄入不足。

(三)影像学检查和特殊检查

1.甲状腺超声检查

甲状腺超声被认为是一种甲状腺解剖评估的灵敏方法。它无创、无放射,重复性好,同时可见到血流状态,也能指导穿刺定位。超声法远较触诊准确,能检

查出触诊不到的小结节。超声检查下显示的甲状腺的回声强度、钙化程度、病灶边缘位置可对鉴别病灶的良、恶性有一定的价值,但准确性不如甲状腺组织细针穿刺活检。

2.核素扫描检查

核素扫描主要是评估甲状腺的功能状态,尤其是甲状腺结节的功能。毒性结节性甲状腺肿时可见一个或多个"热结节",提示有甲状腺功能亢进;结节囊性变时表现为"冷结节",冷结节还见于甲状腺腺瘤,少数为甲状腺癌。

3.CT 或 MRI 检查

CT 或 MRI 检查对一般甲状腺肿形态、大小的判断并不优于超声检查,但对胸骨后甲状腺的检出则有绝对优势,可明确其与邻近组织的关系及与颈部甲状腺的延续情况。

4.甲状腺细针穿刺检查

甲状腺细针穿刺是用病理细胞学检查诊断甲状腺疾病的方法,可避免不必要的手术。在超声引导下的穿刺可显著提高成功率。通常应抽吸结节的实质部分,针头尽量选择较细者。此项技术方法安全可靠、简便易行、诊断准确性高,对甲状腺疾病的鉴别诊断有重要价值。

四、鉴别诊断

甲状腺肿的鉴别应从结构和功能两方面考虑。由于单纯性甲状腺肿的异质性,常需与各种原因引起的甲状腺肿大和功能异常相鉴别。

(一)慢性淋巴细胞性甲状腺炎

慢性淋巴细胞性甲状腺炎较常见,与自身免疫与遗传有关。起病隐匿,进展缓慢,多数患者无症状,多为偶然发现甲状腺肿大。甲状腺多为双侧弥漫性轻中度肿大,质韧,不与周围组织粘连。部分患者早期有一过性甲状腺功能亢进的表现,症状较轻,晚期常出现甲状腺功能减退。血清甲状腺自身抗体 TPOAb 和 TGAb 明显增加,绝大部分患者甲状腺功能正常,甲状腺功能减退或甲状腺功能亢进者 T_3、T_4、TSH 发生相应的变化。

(二)甲状腺功能亢进

甲状腺功能亢进患儿除甲状腺弥漫性肿大外,还有甲状腺功能亢进的高代谢综合征表现,如多食善饥、体重下降、心悸、多汗等,常伴有不同程度的突眼。血清 T_3、T_4 明显升高,TSH 下降,甲状腺自身抗体呈轻中度增高。

五、治疗

无压迫症状的单纯性弥漫性甲状腺肿一般不需处理,只需定期随访,以发现可能存在的潜在异常。对结节性甲状腺肿则需视其性质而定,意外发现的单个冷结节应进行细针穿刺。对良性又无压迫症状者不必治疗,若出现以下情况应考虑行甲状腺大部切除术:①巨大甲状腺肿及胸骨后甲状腺肿压迫气管、食管或喉返神经而影响生活和工作者;②结节性甲状腺肿继发甲状腺功能亢进而药物疗效不好者;③结节性甲状腺肿疑有恶变者。以往用较大剂量L-T_4治疗的方法现已摒弃不用,因为会引起甲状腺功能亢进症状,甚至使骨矿量下降或产生对心血管不利的作用,而且在停药后会复发。

对有明确病因者,还应针对病因治疗。如对缺碘引起的地方性甲状腺肿患者,应补充碘制剂。但结节性甲状腺肿补碘要慎重,以免诱发自主性结节发生明显的功能亢进。

碘缺乏是地方性甲状腺肿的最主要原因,在流行地区应尽早采用碘化食盐预防弥漫性甲状腺肿,就能较好预防甲状腺发生结节性肿。但结节性甲状腺肿的患者应避免大剂量补碘,以免诱发碘致甲状腺功能亢进。

第三节　生长激素缺乏症

生长激素缺乏症(growth hormone deficiency,GHD)又称垂体性侏儒症,是由于垂体前叶合成和分泌的生长激素部分或完全缺乏,或由于生长激素分子结构异常、受体缺陷等所致的生长发育障碍性疾病,其身高低于同年龄、同性别正常健康儿童生长曲线第 3 百分位数以下或低于正常儿两个标准差。

一、病因及发病机制

(一)病因

生长激素缺乏症是由于生长激素分泌不足所致,其原因如下。

1.原发性(特发性)

原发性占绝大多数。①遗传因素,约有 5％ GHD 患儿由遗传因素造成。②特发性下丘脑、垂体功能障碍,下丘脑、垂体无明显病灶,但分泌功能不足。

③发育异常:垂体不发育或发育异常。

2.继发性(器质性)

此型多继发于下丘脑、垂体或其他颅内肿瘤、感染、放射性损伤、头颅外伤、细胞浸润等病变,其中产伤是国内生长激素缺乏症的最主要原因,这些病变侵及下丘脑或垂体前叶时都可引起生长迟缓。

3.暂时性

体质性生长和青春发育延迟、社会心理性生长抑制、原发性甲状腺功能减退等均可造成暂时性生长激素分泌不足,当不良刺激消除或原发疾病得到治疗后,这种功能障碍即可恢复。

(二)发病机制

生长激素(growth hormone,GH)由垂体前叶细胞合成和分泌,其释放受下丘脑分泌的生长激素释放激素和生长激素释放抑制激素的调节,前者刺激垂体释放生长激素,后者则对生长激素的合成和分泌有抑制作用。垂体在这两种激素的交互作用下以脉冲方式释放生长激素。儿童时期每天生长激素的分泌量超过成人,在青春发育期更为明显。

生长激素的基本功能是促进生长。人体各种组织细胞增大和增殖,骨骼、肌肉和各系统器官的生长发育都有赖于生长激素的作用。当生长激素缺乏时,患儿表现出身材矮小。

二、临床表现

(一)原发性生长激素缺乏症

1.身材矮小

患儿出生时身高和体重都正常,1~2岁后呈现生长缓慢,身高增长速度每年<4 cm,故随着年龄增长,其身高明显低于同龄儿。患儿头颅呈圆形,面容幼稚,脸圆胖,皮肤细腻,头发纤细,下颌和颏部发育不良。患儿虽然身材矮小,但身体各部分比例正常,体形匀称,与实际年龄相符。

2.骨成熟延迟

出牙及囟门闭合延迟,恒齿排列不整,骨化中心发育迟缓,骨龄小于实际年龄2岁以上。

3.伴随症状

生长激素缺乏症患儿可同时伴有一种或多种其他垂体激素的缺乏,从而出现相应伴随症状。若伴有促肾上腺皮质激素缺乏容易发生低血糖;若伴有促甲状腺激素缺乏可有食欲缺乏、不爱活动等轻度甲状腺功能减退的症状;若伴有促性腺激素缺乏,性腺发育不全,到青春期仍无性器官发育和第二性征,男孩表现为小阴茎(即拉直的阴茎长度＜2.5 cm)、睾丸细小,多伴有隐睾症,女孩表现为原发性闭经、乳房不发育。

(二)继发性生长激素缺乏症

继发性生长激素缺乏症可发生于任何年龄,发病后生长发育开始减慢。因颅内肿瘤引起者多有头痛、呕吐等颅内压增高和视神经受压迫等症状和体征。

三、辅助检查

(一)生长激素刺激试验

生长激素缺乏症的诊断依靠生长激素测定。正常人血清 GH 值很低且呈脉冲式分泌,受各种因素的影响,因此随意取血测血 GH 对诊断没有意义,必须做测定反应生长激素分泌功能的试验。

1.生理性试验

运动试验、睡眠试验可用于对可疑患儿的筛查。

2.药物刺激试验

所用药物包括胰岛素、精氨酸、可乐定、左旋多巴。由于各种 GH 刺激试验均存在一定局限性,所以必须 2 种以上药物刺激试验结果都不正常时,才可确诊为 GHD。一般多选择胰岛素加可乐定或左旋多巴试验。对于年龄较小的儿童,应特别注意有无低血糖症状,以防引起低血糖惊厥等反应。

(二)其他检查

1.X 线检查

临床上常用左手腕掌指骨的 X 线片评定骨龄。生长激素缺乏症患儿骨龄落后于实际年龄 2 岁或 2 岁以上。

2.CT 或 MRI 检查

对已确诊为生长激素缺乏症的患儿,根据需要选择此项检查,以了解下丘脑和垂体有无器质性病变,尤其对肿瘤有重要意义。

四、诊断要点

(1)身材矮小:低于同年龄、同性别正常健康儿童生长曲线第 3 百分位以下或低于 2 个标准差(－2 SD)。

(2)学龄期每年身高增长＜5 cm。

（3）骨龄延迟，一般低于实际年龄 2 岁以上。

（4）GH 激发试验峰值＜10 $\mu g/L$。

（5）综合分析：了解母孕期情况、出生史、喂养史、疾病史，结合体格检查和实验室检查结果综合判断。

五、鉴别诊断

（一）家族性矮身材

父母身高均矮，小儿身高在第 3 百分位数左右，但骨龄与年龄相称，智力和性发育均正常。父母中常有相似的既往史。

（二）体质性生长和青春发育延迟

男孩多见，有遗传倾向。2～3 岁时身高低矮，3 岁后每年生长速度又恢复至≥5 cm。GH 正常，骨龄落后，骨龄和身高一致。青春期发育延迟 3～5 年，但最终达正常成人身高。

（三）宫内生长迟缓

出生时身高、体重均低于同胎龄儿第 10 百分位数，约 8% 患儿达不到正常成人身高。

（四）内分泌疾病及染色体异常

甲状腺功能减退、唐氏综合征等均有身材矮小，根据患儿的特殊体态、面容可做出诊断。

（五）全身性疾病

心、肝、肾疾病，重度营养不良，慢性感染，长期精神压抑等导致身材矮小者，可通过病史、全面查体及相应的实验室检查做出诊断。

六、治疗

（一）生长激素替代治疗

目前广泛使用基因重组人生长激素，每天 0.1 U/kg，每晚睡前皮下注射。治疗后患儿身高和骨龄均衡增长，其最终身高与开始治疗的年龄有关，治疗越早效果越好。治疗后第 1 年效果最显著，以后疗效稍有下降。GH 可持续使用至骨骺融合，骨骺闭合后禁用。治疗过程中，应密切观察甲状腺功能，若血清甲状腺素低于正常，应及时补充甲状腺激素。

（二）合成代谢激素

合成代谢激素可增加蛋白合成,促进身高增长。可选用氟甲睾酮或苯丙酸诺龙。由于此类药可促使骨骺提前融合,反而影响最终身高,故应谨慎使用。疗程不能长于6个月。

（三）性激素

同时伴有性腺轴功能障碍的患儿在骨龄达12岁时可开始用性激素治疗,促进第二性征发育。男孩用长效庚酸睾酮,女孩用妊马雌酮（一种天然合成型雌激素）。

（四）可乐定

可乐定为一种α肾上腺素受体兴奋剂,可促使生长激素释放激素分泌,使生长激素分泌增加。剂量为每天75～150 $\mu g/m^2$,每晚睡前服用,3～6个月为1个疗程。

（五）左旋多巴

左旋多巴可刺激垂体分泌生长激素。剂量为每天10 mg/kg,早晚各一次。

（六）其他

适当使用钙、锌等辅助药物。

第四节　先天性肾上腺皮质增生症

先天性肾上腺皮质增生症主要是由于肾上腺皮质激素生物合成过程中所必需的酶存在缺陷,致使皮质激素合成不正常,理糖激素、理盐激素不足而雄性激素过多,故临床上出现不同程度的肾上腺皮质功能减退,伴有女孩男性化,而男孩则表现为性早熟,此外尚可有低血钠或高血压等多种综合征。

一、病因与病理生理

正常肾上腺皮质激素的合成见图6-1。在各种酶的作用下,皮质醇等的前身胆固醇转变为皮质醇、醛固酮、性激素等。本病患者由于合成以上激素的过程中有不同部位酶的缺陷,以致皮质醇、皮质酮合成减少,而在阻断部位以前的各种中间产物随之在体内堆积起来,致使肾上腺产生的雄激素明显增多。由于血中皮质醇水平降低,下丘脑促肾上腺皮质激素释放因子和促肾上腺皮质激素分泌增多,导致肾上腺皮质增生,从而皮质醇的合成量得以维持生命的最低水平,但网状带也随之增生,产生大量雄激素引起男性化。由于不同酶的缺陷,如 21-羟化酶缺陷,17-羟化酶缺陷,3β-羟类固醇脱氢酶缺陷者及 ^{20}C、^{22}C 链酶缺陷者,还可伴有低血钠。11β-羟化酶缺陷者由于盐皮质激素过多,可伴有高血压等症状,并在患者体内出现阻断部位以前各种中间代谢产物如 17-羟孕酮、17-酮类固醇、孕三醇、17-羟孕烯醇酮、四氢化合物 S 等堆积。

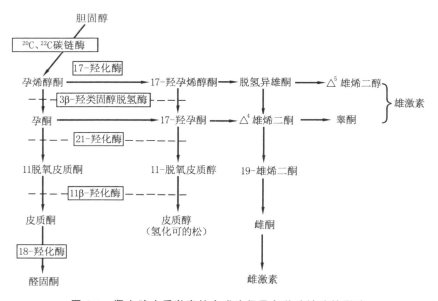

图 6-1　肾上腺皮质激素的合成途径及各种酶缺陷的影响

　　造成肾上腺皮质激素生物合成过程中酶缺陷的根本原因,是由于控制这些酶合成的基因存在缺陷。21-羟化酶缺陷型患者的发病基因位于第 6 号染色体短臂 HLA-B 位点,隐匿型 21-羟化酶缺乏者以及表型正常的同胞及双亲的基因亦与 HLA-B 位点紧密连锁。本病是通过常染色体隐性基因传递,在两个携带致病的基因同时存在时(即纯合子)发病,仅有一个致病的基因存在时(即杂合子)不发病。一个家庭成员中一般只出现同一类型的缺陷。

二、临床表现

　　本病以女孩为多见,男性与女性之比约为 1∶4。由于酶缺陷的部位和缺陷的严重程度不同,临床上将本病分为 6 种类型。较多见的为 21-羟化酶缺陷(占患者总数的 90％以上)和 11β-羟化酶(约占患者总人数的 5％)的缺陷。其他如 17-羟化酶、3β-羟类固醇脱氢酶、18-羟化酶,以及 ^{20}C、^{22}C 链酶等缺陷则甚少见。下面重点介绍 21-羟化酶缺陷型及 11β-羟化酶缺陷型。

(一)21-羟化酶缺陷型

男婴出生时阴茎即较正常稍大,但往往不引人注意。失盐型男孩的典型症状是往往于出生后 2～3 周出现失盐危象,如不查电解质易被误诊。半年以后逐渐出现性早熟症状,至 4～5 岁时更为明显。主要表现为阴茎迅速增大,阴囊及前列腺增大,但睾丸相对地并不增大,与年龄相称,亦无精子形成,称为假性性早熟。患儿很早即出现阴毛,皮肤生痤疮,有喉结,声音变低沉,肌肉发达,体格发育过快,身高超过同年龄小儿,骨骺生长亦远远超过年龄。若未能及时诊断及正确治疗,则骨骺融合过早,成人时体格反而矮小。智力发育一般正常。非失盐型男孩,仅出现性早熟症状。

女婴出生时可有阴蒂肥大,以后逐渐增长似男孩阴茎,但比同年龄男孩的阴茎更粗大,大阴唇似男孩阴囊但无睾丸,胚胎时期由于过量雄激素的影响,可阻止女性生殖器官的正常发育,胎儿于第 12 周时,女性外生殖器形成,尿道与阴道口分开。如 21-羟化酶缺陷为部分性,患者男性化程度较轻,则仅表现为阴蒂肥大;如 21-羟化酶的缺乏较严重,则雄激素对胚胎期性器官发育影响较早且严重,尿道与阴道不分开,均开口于尿生殖窦中,甚至可前伸达阴蒂的基底部,外观很像男孩尿道下裂。因此,其外生殖器可表现为 3 种畸形。但其内生殖器完全属于女性,故又称假两性畸形。其他男性化症状及体格发育与上述男孩患者的表现相仿。少数患病女孩在出生时可无男性表现,而在儿童期表现为过早出现阴毛及生长加速。

此外,因为促肾上腺皮质激素和促黑色素细胞激素增多,患者常表现皮肤黏膜色素加深,一般说来,缺陷越严重,色素加深的发生率亦越高。在新生儿只表现乳晕发黑,外生殖器较黑,如不予治疗,则色素加深可迅速发展。

21-羟化酶缺陷型在临床上可有两种不同类型的表现。

1.单纯男性化型

患儿症状如上述,是由于 21-羟化酶不完全缺乏,本型最多见,占患者总数的 50％以上。

2.失盐型

失盐型占本病患者总数的 1/3 左右。当 21-羟化酶缺乏时,皮质醇的前身孕酮、17-羟孕酮等分泌过多,而醛固酮合成减少,以致远端肾小管排钠过多、排钾减少。患儿除上述男性化表现外,于出生后不久(常在出生后 2～3 周)即开始发生呕吐、厌食、不安、体重不增及严重脱水、高血钾、低血钠等电解质紊乱表现,出现代谢性酸中毒,如不及时治疗,可因循环衰竭而死亡。本型患者由于 21-羟化酶缺乏,较单纯男性化型更为严重,女孩于出生时已有两性畸形的外观,比较容易诊断;男孩诊断比较困难,往往误诊为幽门狭窄或婴儿腹泻而失去治疗的机会,以致早期死亡。也有的病例并无明显脱水或周围循环衰竭症状,突然发生死亡,可能是由于高血钾引起的心脏停搏,应提高警惕。

3.晚发型

此型主要见于女性,其男性化症状出现晚,常于儿童期或青春期前出现男性化症状。隐匿型者阴蒂不一定肥大,但可有痤疮、多毛,无初潮或经期短,经量少,月经不规则。

(二)11β-羟化酶缺陷型

本型发病率较低,约占本病患者总数的 5%,当 11β-羟化酶缺陷时,除雄激素增多外,还产生过多的 11-去氧皮质酮。临床表现与 21-羟化酶缺陷型的单纯男性化型相同,但男性化程度相对较轻。可以引起高血压,通常血压为中等程度升高,有时高达 21.3～26.7/13.3～21.3 kPa(160～200/100～160 mmHg),可有高血压脑病和脑血管意外的并发症。此种高血压的特点是应用皮质激素后可使血压下降,而停用后又复升。

三、诊断

本病若能早期诊断及早开始治疗,可防止两性畸形或男性性早熟的发生,患儿得以维持正常生活及生长发育。

诊断主要根据临床表现,参考家族史,对可疑病例可测定其 24 小时尿 17-酮类固醇排出量。正常婴儿出生后 3 周内尿 17-酮类固醇排出量较多,每天可达 2.5 mg,以后减少,1 岁以内<1 mg,1～4 岁<2 mg,4～8 岁<3 mg,青春期前<5 mg,患者可高达 5～30 mg,并随年龄而增加。

当 21-羟化酶缺乏时,血或唾液中 17-羟孕酮明显升高,血 17-羟孕酮往往>100 mmol/L(正常<15 mmol/L),11β-羟化酶缺乏时,尿中可出现大量的四氢化合物 S,去氧皮质酮亦增多,而血及唾液17-羟孕酮可正常或轻度升高。

血清钾、钠、氯、二氧化碳结合力对测定失盐型患者的诊断可有参考意义。

四、鉴别诊断

(一)真两性畸形

女性患儿应注意与真两性畸形相鉴别,真两性畸形是指在一人体内具有两性的生殖腺-卵巢及睾丸的组织,但发育不全,因而其雌激素、雄激素及尿 17-酮类固醇排出量皆较正常为低。

(二)尿道下裂伴隐睾

女孩尿道、阴道同开口于生殖窦的患者,特别是开口位于阴蒂基底部时,必须注意与男孩尿道下裂伴隐睾相鉴别。可做碘油造影观察有无子宫,并可做染色体检查助诊。

(三)胃肠道疾病

失盐型患者于出生后早期出现呕吐、脱水等症状时,应注意与幽门狭窄及肠梗阻等胃肠道疾病相鉴别,尤其是男性患儿,如经补液而低血钠、高血钾不易纠正者应予注意。

五、治疗

(一)理糖激素

诊断确定后应及早应用糖皮质激素治疗。皮质醇类的应用可抑制过多的促肾上腺皮质激素释放,减少雄激素等的过度产生,并替代自身皮质醇的不足。氢化可的松为首选,因其接近肾上腺皮质生理分泌的激素。已知人类皮质素的分泌量是恒定的,约每天(6.8 ± 1.9) mg/m^2,口服氢化可的松 50% 以上能被吸收,因此婴幼儿期氢化可的松需要量为每天 20 mg/m^2(约 0.7 mg/kg),分 2～3 次口服,初治 2 周内剂量可加倍。一般在几周内即可有效地抑制血中升高的 17-羟孕酮,按此计算,婴儿所需量为 5 mg/d,可分成 2.5 mg(早上)、1.25 mg(中午)和1.25 mg(晚上)3 次口服。

为能维持儿童期正常生长,并在适当的年龄出现青春发育,在婴幼儿期以后可继续用氢化可的松直至生长停止。氢化可的松一般以每天 15～20 mg/m^2 为宜(0.5～0.7 mg/kg),可分早晚 2 次口服。无氢化可的松时可以用泼尼松替代(泼尼松 5 mg 相当氢化可的松 20 mg)。当小儿体格发育已经成熟,可改用地塞米松每天 0.01 mg/kg 治疗,由于地塞米松半衰期长,可每天早上一次给药或分早晚两次给药,患者对激素需要量有个体差异,应根据生长速率、骨龄、血或唾液17-羟孕酮等实验室检查调整剂量,应坚持终身服药。在感染、应激情况下,激素

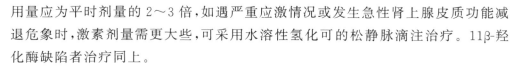

用量应为平时剂量的 2～3 倍,如遇严重应激情况或发生急性肾上腺皮质功能减退危象时,激素剂量需更大些,可采用水溶性氢化可的松静脉滴注治疗。11β-羟化酶缺陷者治疗同上。

(二)理盐激素

失盐型先天性肾上腺皮质增生症患者除应用糖皮质激素外,需应用适量理盐激素替代。常采用脱氧皮质酮1～2 mg/d 肌内注射,或 9α-氟氢皮质素 0.05～0.10 mg/d,晚上一次口服。肌内注射脱氧皮质酮 1 mg 相当于口服 9α-氟氢皮质素 0.05 mg。

(三)其他治疗

失盐危象时常需静脉补充氯化钠以纠正脱水及低血钠,补钠量可根据血钠及脱水程度计算。轻型失盐者可不用理盐激素,每天加用 2～3 g 食盐即能维持电解质平衡。经补钠及激素治疗,高钾血症常可自行缓解,很少需要使用胰岛素降低血钾。对出现性早熟者可加环丙氯地孕酮或黄体生成素释放激素类似物治疗。

(四)外生殖器矫形

女性假两性畸形的阴蒂增大和阴唇融合常需做矫形手术。阴蒂切除术宜在婴儿期进行,如果太晚对患者的心理及社会影响不利。阴道成形术最好在青春发育期进行,父母应了解女孩内生殖器的发育是否正常。不管男性化的程度如何,先天性肾上腺皮质增生症女性患者应按女性抚养。

治疗观察指标。①每 3～6 个月测量身高以了解生长速率是否正常。②每6 个月至 1 年随访骨龄,若骨龄落后显示激素用量过大;骨龄提前有早熟可能,显示剂量不足。③是否有皮质醇过多的症状:皮肤条纹样色素斑、体重增加、高血压等。④已发育女性月经是否规则。⑤定期随访血或唾液 17-羟孕酮,此检查是判断激素用量是否适当的敏感指标,血 17-羟孕酮(早上采血)测定值的意义如下:70～240 mmol/L 提示激素用量不足,30～70 mmol/L 提示激素用量适当,<10 mmol/L 提示激素用量过大。血 17-羟孕酮易受紧张等因素影响,因此从早上到晚上多次测定更有意义。⑥24 小时尿 17-酮类固醇测定:此检查对治疗观察不够敏感。⑦血肾素测定可反映理盐激素用量是否适当。

第五节 儿童糖尿病

糖尿病（diabetes mellitus，DM）是体内胰岛素缺乏或胰岛素功能障碍所致糖、脂肪和蛋白质代谢异常的全身性慢性疾病。儿童期糖尿病是指小于15岁的儿童发生糖尿病。

一、病因及发病机制

1型糖尿病是在遗传易感性的基础上由于免疫功能紊乱引发的自身免疫性疾病。遗传、免疫、环境等因素在1型糖尿病的发病过程中起着重要的作用。

（一）遗传因素

家族集聚性，多基因疾病。

（二）免疫因素

1型糖尿病发病的前提是针对胰岛β细胞分子（自身抗原）存在功能正常的T淋巴细胞，但平时受到免疫调节机制的限制，处于自身耐受状态。当某种免疫调节机制失调时，引起直接针对胰岛β细胞的自身反应性T淋巴细胞活化、增殖，导致β细胞破坏，发生1型糖尿病。

（三）环境因素

糖尿病的环境影响因素较为复杂，主要包括饮食因素、病毒感染。病毒感染有柯萨奇病毒、巨细胞病毒、流行性腮腺炎病毒、风疹病毒等。

二、诊断

（一）临床表现

儿童1型DM起病多较急骤，部分患儿常因感染或饮食不当而诱发。多数患儿有多尿、多饮、多食和体重下降（三多一少）等典型症状。多尿常为首发症状，如夜尿增多，甚至有发生夜间遗尿而就诊者，较大儿童突然出现遗尿应考虑有糖尿病的可能性。

以酮症酸中毒为首发症状者占20%～30%，年龄越小发生率越高。酮症酸中毒主要表现为皮肤黏膜干燥，皮肤弹性差，眼窝凹陷，甚至休克等。呼吸深长，节律不整，有酮味，口唇樱红，两颊潮红。精神萎靡、意识模糊甚至昏迷等。其他如恶心、呕吐、腹痛等。

（二）辅助检查

1.血糖测定

血糖测定包括空腹血糖、餐后 2 小时血糖、任意血糖测定。

2.尿糖

任意尿糖呈阳性反应,根据含糖多少可分为（＋）、（＋＋）、（＋＋＋）及（＋＋＋＋）。

3.尿酮体

糖尿病酮症酸中毒时尿酮体呈阳性。

4.葡萄糖耐量试验

对临床无症状、尿糖阳性,但空腹和任意血浆葡萄糖阳性而不能确诊为 DM 时才需行此试验。通常采用口服葡萄糖法:试验当天 0 时起禁食,清晨口服葡萄糖 1.75 g/kg（最大量为 75 g）,每克葡萄糖加水 2.5 mL,于 5～15 分钟内服完;在口服前（0 分钟）和服后 30 分钟、60 分钟、120 分钟和 180 分钟,各采静脉血测定血糖和胰岛素含量。正常人血糖 0 分钟＜6.2 mmol/L,60 分钟和 120 分钟分别＜10.0 mmol/L 和7.8 mmol/L;糖尿病患儿 120 分钟血糖值＞11.1 mmol/L,且血清胰岛素低下。

5.血气分析和电解质测定

有酮症酸中毒时可见代谢性酸中毒和电解质紊乱等变化。

6.血脂

血清胆固醇、三酰甘油和游离脂肪酸等含量可增加,经适当治疗后可使之降低,故定期检测血脂水平有助于判断病情控制情况。

（三）诊断标准

我国采用世界卫生组织 1999 年糖尿病诊断标准和糖代谢分类标准。

（1）有糖尿病症状（多饮、多尿、多食、体重减轻等）,符合下列任何一条者即可诊断为糖尿病:①空腹血糖≥7.0 mmol/L。②随机血糖≥11.1 mmol/L。③葡萄糖耐量试验 2 小时血糖≥11.1 mmol/L。值得注意的是,糖尿病的临床诊断应根据静脉血浆血糖,而不是毛细血管血的血糖检测结果。

（2）糖调节受损有两种状态:空腹血糖受损和糖耐量减低。空腹血糖受损及糖耐量减低可单独或合并存在:空腹血糖受损即空腹血糖≥6.1 mmol/L 而＜7.0 mmol/L;糖耐量减低即糖负荷后 2 小时血糖≥7.8mmol/L而＜11.1 mmol/L。

（3）糖尿病酮症酸中毒的诊断标准：当血酮或尿酮显著阳性，血糖升高或糖尿病患者，血 pH＜7.3 即可诊断。

三、治疗

（一）饮食治疗

（1）每天所需热量＝4 184＋年龄×（290～420）kJ 或 1 000＋年龄×（70～100）kcal，总热量≤8 372 kJ/d（2 000 kcal/d）。括号中的系数 70～100，即 1～3 岁儿童按 100，3～6 岁按 90，7～10 岁按 80，大于 10 岁按 70。

（2）热量分配：糖占 50%～55%，蛋白质占 15%～20%，脂肪占 25%～30%。每天每餐热量分配：早餐 1/5，午餐和晚餐各 2/5，每餐中留少量作为餐间点心，定时定量进餐。

（二）运动治疗

初诊的糖尿病患儿在代谢紊乱阶段，必须在血糖控制良好的情况下，根据年龄、运动能力安排适当的项目，如球类运动、游泳、跳舞等，每天定时定量进行运动。应避免攀高和潜水，因此时如发生低血糖则有危险。运动前可减少胰岛素用量或加餐以防止发生低血糖。

（三）其他治疗

1.糖尿病健康教育及心理治疗

糖尿病教育及心理治疗应贯穿于糖尿病诊治的整个过程，对患儿进行糖尿病知识的普及及心理教育，使患儿树立战胜疾病的信心。住院期间应对家长进行糖尿病知识的教育，首先是治疗的必须技能，如胰岛素注射、饮食安排、血糖及尿糖监测等，针对患儿及家长的焦虑、恐惧、紧张情绪等进行细致的解释和安慰，长期治疗控制好血糖的重要性等。

2.自我监测

出院患儿应做好家庭记录，包括饮食、胰岛素用量、血糖、尿糖及参加活动等情况。

（四）特异性治疗

胰岛素治疗是控制 1 型糖尿病患儿血糖的主要手段。临床以 DNA 重组人胰岛素为主要剂型。近年有新的胰岛素类似物用于糖尿病治疗，为临床治疗提供了更多的选择。

1.常用治疗方案

（1）每天 2 次方案：速效胰岛素类似物或短效胰岛素与中效胰岛素混合，在早、晚餐前使用。

（2）每天3次或多次方案：早餐前使用速效胰岛素类似物或短效胰岛素与中效胰岛素混合，于下午加餐前或晚餐前使用速效或短效胰岛素，睡前使用中效胰岛素进行治疗。

（3）基础-餐时方案：一般每天总体胰岛素需要量中的40％～60％（对胰岛素使用经验不足者，建议从较低比例开始）应当由基础胰岛素提供，余量分次在餐前给予速效或短效胰岛素。餐时的速效胰岛素通常在每餐前或餐后立即注射，但餐前15分钟注射可能效果更好，尤其早餐前；短效胰岛素通常餐前20～30分钟注射以保证充分发挥作用；而中效胰岛素或基础胰岛素类似物通常在睡前或者每天2次早晚注射，偶尔也可在早餐或午餐前注射。

除上述常用方案外，尚有各类胰岛素治疗方案。强化治疗方案也可以通过胰岛素泵实施。

2.胰岛素剂量及剂量的分配与调整

（1）胰岛素剂量：初始胰岛素剂量为0.5～1.0 U/(kg·d)。部分缓解期儿童每天胰岛素总剂量＜0.5 U/(kg·d)。青春期前儿童（部分缓解期外）通常需要0.7～1.0 U/(kg·d)，青春期儿童常＞1 U/(kg·d)，甚至达2 U/(kg·d)。剂量与以下多种因素有关，包括年龄、体重、发育阶段、糖尿病病程、注射部位的状态、运动、日常生活、血糖控制情况以及有无合并其他疾病等。正确的剂量为使用后可较好的控制血糖且不引起严重低血糖，同时保证患儿的生长发育。

（2）胰岛素剂量的分配：对使用每天2次方案的儿童，早餐前通常给予胰岛素总量的2/3，晚餐前给予总量的1/3。总量中大约1/3为短效胰岛素，2/3为中效胰岛素，其后的比例根据血糖监测结果调节。采用基础-餐时方案时，若速效胰岛素为餐前大剂量使用时，则基础胰岛素的用量要高一些。如基础胰岛素为中效胰岛素，餐前使用速效胰岛素类似物，则所用基础胰岛素剂量约占总需要量的50％；若餐前使用短效胰岛素，则基础胰岛素约占总需要量的30％，因为短效胰岛素具有一定的拖尾效应。胰岛素总量减掉基础剂量后，余量分3～4次餐前注射。长效胰岛素类似物一般每天1次注射，必要时可2次。其在早餐前、晚餐前或睡觉前皮下注射，治疗效果是相似的。但在早餐前使用时，夜间低血糖的发生率明显降低。当由其他基础胰岛素换为长效胰岛素类似物治疗后，基础胰岛素的总用量可能需要减少以避免低血糖的发生。此后用药剂量再根据血糖监测情况进行个体化调整。

（3）胰岛素用量的调整：根据血糖监测结果调整次日的胰岛素剂量。

短效及速效胰岛素剂量调整方法如下。

早餐前用量:参照前一天早餐后 2 小时血糖进行调整。

午餐前用量:参照前一天午餐后 2 小时血糖进行调整。

晚餐前用量:参照前一天晚餐后 2 小时血糖进行调整。

睡前用量:参照前一天夜间及当天早餐前空腹血糖进行调整。

中效胰岛素剂量调整方法如下。

早餐前用量:参照前一天午餐后 2 小时及晚餐前血糖进行调整。

晚餐前或睡前用量:参照前一天夜间及当天早餐前空腹血糖进行调整。

每 2～3 天调整一次剂量,住院患儿可适当加快调节频率。每次增加或减少胰岛素的剂量不宜过大,不超过原剂量的 10%～15%。以 1～2 U 为宜。

为即时降低血糖可以使用矫正剂量:根据"100 法则"计算,例如,用 100 除以每天总的胰岛素剂量得到 1 U 速效胰岛素可以降低血糖的数值(以 mmoL/L 计);若短效胰岛素则为"83 法则"。然而,校正剂量的使用应根据患儿个体情况进行调整,因其会受到胰岛素抵抗等其他因素如运动的影响。

3.胰岛素的注射

(1)注射部位:腹壁、双上臂外侧、大腿前外侧、臀部的外上 1/4 等部位,必须轮换部位进行注射,每针每行间距均为 2 cm。

(2)注射装置:包括注射器、注射笔、高压喷射注射器和胰岛素泵等。优良的注射装置可保证一定的注射深度和剂量以及药效的稳定发挥。胰岛素笔使注射更加方便、灵活,便于外出使用。特殊的注射笔针头长度仅有 5～6 mm,直径小,不适反应少,对多次注射或固定比例的预混胰岛素注射的患儿有益。一次性注射装置使用后要按照规定处理。

胰岛素泵是目前模拟生理性胰岛素分泌方式的最好选择。它按照预设的胰岛素输注程序进行工作(包括基础胰岛素用量、餐前泵入量等)。速效胰岛素类似物是泵中使用最多的胰岛素类型,短效胰岛素也可在胰岛素泵中应用。

(3)注射局部反应:局部反应包括变态反应、脂肪增生、脂肪萎缩等。局部过敏可换用另外一种胰岛素制剂,也可使用"脱敏"法或在胰岛素中添加小剂量皮质醇。轮换注射部位,以尽量避免脂肪增生、脂肪萎缩等。勿反复使用针头,以减少注射部位疼痛。瘀斑及出血在儿童常见且较难避免,通常可以自愈而不必过分关注。

第七章

血液系统常见病

第一节　营养性贫血

一、缺铁性贫血

缺铁性贫血是由于体内贮铁不足导致血红蛋白合成减少而引起的一种小细胞低色素性贫血，又称为营养性小细胞性贫血。这是小儿时期最常见的一种贫血，多见于 6 个月至 2 岁的婴幼儿。

（一）病因及发病机制

1.铁在体内的代谢

铁是合成血红蛋白的重要原料，也是多种含铁酶（如细胞色素 C、单胺氧化酶、琥珀酸脱氢酶等）中的重要物质。人体所需要的铁来源有两个。①衰老的红细胞破坏后所释放的铁，约 80％被重新利用，20％贮存备用。②自食物中摄取：肉、鱼、蛋黄、肝、肾、豆类、绿叶菜等含铁较多。食物中的铁以二价铁形式从十二指肠及空肠上部被吸收，进入肠黏膜后被氧化成三价铁，一部分与细胞内的去铁蛋白结合成铁蛋白，另一部分通过肠黏膜细胞入血，与血浆中的转铁蛋白结合，随血液循环运送到各贮铁组织，并与组织中的去铁蛋白结合成铁蛋白，作为贮存铁备用。通过还原酶的作用，铁自铁蛋白中释出，并经氧化酶作用氧化成为三价铁，再与转铁蛋白结合，转运至骨髓造血，在幼红细胞内与原卟啉结合形成血红素，后者再与珠蛋白结合形成血红蛋白。正常小儿每天铁的排泄量很少，不超过 15 μg/kg。小儿由于不断生长发育，铁的需要量较多，4 个月至 3 岁每天需由食物补充元素铁 0.8～1.5 mg/kg。各年龄小儿每天摄入元素铁总量不宜超过 15 mg。

2.导致缺铁的原因

(1)先天贮铁不足:足月新生儿自母体贮存的铁及生后红细胞破坏释放的铁足够生后 3～4 个月造血之需,如因早产、双胎、胎儿失血及母亲患严重缺铁性贫血均可使胎儿贮铁减少。出生后延迟结扎脐带,可使新生儿贮铁增多(约增加贮铁 40 mg)。

(2)食物中铁摄入量不足:导致小儿缺铁的主要原因。人乳、牛乳中含铁量均较低。长期以乳类喂养、不及时添加含铁较多的辅食者,或小儿偏食者,易发生缺铁性贫血。

(3)铁自肠道吸收不良:食物中铁的吸收率受诸多因素影响,动物性食物中铁 10%～25% 被吸收,人乳中铁 50%、牛乳中铁 10% 被吸收,植物性食物中铁吸收率仅约 1%。维生素 C、果糖、氨基酸等有助于铁的吸收。但食物中磷酸、草酸、鞣酸(如喝浓茶)等可减少铁的吸收。此外,长期腹泻、呕吐、胃酸过少等均可影响铁的吸收。

(4)生长发育过快:婴儿期生长快,早产儿生长速度更快,随体重增长血容量也增加较快,较易出现铁的不足。

(5)铁的丢失过多:如因对牛奶过敏引起小量肠出血(每天可失血约 0.7 mL),或因肠息肉、膈疝、肛裂、钩虫病等发生慢性小量失血,均可使铁的丢失过多而导致缺铁(每失血 1 mL 损失铁 0.5 mg)。

(6)铁的利用障碍:如长期或反复感染可影响铁在体内的利用,不利于血红蛋白的合成。

3.缺铁对各系统的影响

(1)血液:不是体内一有缺铁即很快出现贫血,而是要经过 3 个阶段。①铁减少期(iron dificiency,ID):体内贮铁虽减少,但供红细胞合成血红蛋白的铁尚未减少。②红细胞生成缺铁期(iron dificiency erythropoiesis,IDE):此期红细胞生成所需铁已不足,但血红蛋白含量尚不减少。③缺铁性贫血期(iron dificiency anemia,IDA):此期出现小细胞低色素性贫血。

(2)其他:肌红蛋白合成减少。由于多种含铁酶活力降低,影响生物氧化、组织呼吸、神经介质的分解与合成等,使细胞功能紊乱,引起皮肤黏膜损害、精神神经症状以及细胞免疫功能降低等。

(二)临床表现

1.一般表现

本病起病缓慢。逐渐出现皮肤黏膜苍白,甲床苍白,疲乏无力,不爱活动,年长儿可诉头晕、耳鸣。易患感染性疾病。

2.髓外造血表现

常见肝、脾、淋巴结轻度肿大。

3.其他系统症状

食欲减退,易有呕吐、腹泻、消化功能不良,可有异食癖(如喜食泥土、墙皮等)。易发生口腔炎。常有烦躁不安或萎靡不振,精力不集中,智力多低于同龄儿童。明显贫血时呼吸、心率加快,甚至引起贫血性心脏病。

(三)实验室检查

1.血常规

血红蛋白含量降低比红细胞计数减少明显,呈小细胞低色素性贫血,血涂片可见红细胞大小不等,以小细胞为主,中心浅染区扩大。网织红细胞、白细胞、血小板计数大致正常。

2.骨髓象

幼红细胞增生活跃,以中、晚幼红细胞增生为主。各期红细胞均较小,细胞质量少,染色偏蓝。其他系列细胞大致正常。

3.铁代谢检查

(1)血清铁蛋白:缺铁的 ID 期即降低,IDE、IDA 期更明显。

(2)红细胞游离原卟啉:IDE 期增高($>0.9\ \mu mol/L$)。

(3)血清铁、总铁结合力:IDA 时血清铁降低($<9\ \mu mol/L$),总铁结合力增高($>62.7\ \mu mol/L$)。

(4)骨髓铁染色:骨髓涂片用普鲁蓝染色镜检,细胞外铁颗粒减少,铁粒幼细胞减少($<15\%$)。

(四)诊断

根据临床表现、血常规特点结合喂养史,一般可做出诊断。必要时可做骨髓检查。铁代谢的生化检查有确诊意义。铁剂治疗有效可证实诊断。异常血红蛋白病、地中海贫血、铁粒幼红细胞性贫血等也可表现为小细胞低色素性贫血,应注意鉴别。

(五)治疗

1.一般治疗

加强护理,改善喂养,合理安排饮食,纠正不合理的饮食习惯。避免感染,治疗引起慢性失血的疾病。

2.铁剂治疗

铁剂治疗为特效疗法。口服铁剂宜选用二价铁盐,因其比三价铁易于吸收。常用铁剂有硫酸亚铁(含元素铁20%)、富马酸亚铁(含元素铁33%)、葡萄糖酸亚铁(含元素铁11%)等。每天口服元素铁4～6 mg/kg,分3次于两餐之间口服。同时服用维生素C以促进铁的吸收。一般于服药3～4天后网织红细胞计数上升,7～10天达高峰,其后血红蛋白含量上升,3～4周贫血可望纠正,但仍需继续服药2个月左右,以补充贮存铁。

个别重症病例或由于伴有严重胃肠疾病不能口服或口服无效者可应用铁剂肌内注射。总剂量按每千克体重2.5 mg元素铁可增加血红蛋白1 g/kg计算,另加10 mg/kg以补足贮铁量。将总量分次深部肌内注射,首次量宜小,以后每次剂量不超过5 mg/kg,每1～3天注射1次,于2～3周内注射完。

3.输血治疗

重症贫血并发心功能不全或重症感染者可给予输血治疗。

(六)预防

缺铁性贫血主要预防措施如下。

(1)做好喂养指导,提倡母乳喂养,及时添加富含铁的辅助食品,纠正偏食习惯。

(2)对早产儿、低体重儿可自生后2个月给予铁剂预防,给元素铁0.8～1.5 mg/kg,也可食用铁强化奶粉。

(3)积极防治慢性胃肠病。

二、营养性巨幼细胞性贫血

营养性巨幼细胞性贫血又称营养性大细胞性贫血,主要是由于缺乏维生素B_{12}或叶酸所致。多见于喂养不当的婴幼儿。

(一)病因及发病机制

1.发病机制

维生素B_{12}和叶酸是DNA合成过程中的重要辅酶物质,缺乏时因DNA合成不足,使细胞核分裂时间延长(S期和G_1期延长),细胞增殖速度减慢,而细胞质中RNA的合成不受影响,红细胞中血红蛋白的合成也正常进行,因而各期红细胞变大,核染色质疏松呈巨幼样变,由于红细胞生成速度减慢,成熟红细胞寿命较短,因而导致贫血。此外,维生素B_{12}缺乏尚可引起神经系统改变,可能与神经髓鞘中脂蛋白合成不足有关。

2.维生素 B_{12}、叶酸缺乏的原因

(1)饮食中供给不足:动物性食物如肉、蛋、肝、肾中含维生素 B_{12} 较多;植物性食物如绿叶菜、水果、谷类中含叶酸较多,但加热后易被破坏。各种乳类中含维生素 B_{12} 及叶酸均较少,羊乳中含叶酸更少。婴儿每天需要量维生素 B_{12} 为 $0.5\sim 1.0\ \mu g$,叶酸为 $0.1\sim 0.2\ mg$。长期母乳喂养不及时添加辅食容易发生维生素 B_{12} 缺乏;长期羊乳、奶粉喂养不加辅食易致叶酸缺乏。

(2)吸收障碍:见于慢性腹泻、小肠切除等胃肠疾病。慢性肝病可影响维生素 B_{12}、叶酸在体内的贮存。

(3)需要量增加:生长发育过快的婴儿(尤其是早产儿)或患严重感染(如肺炎)时,维生素 B_{12} 和叶酸需要量增加,易导致这两种物质缺乏。

(二)临床表现

本病约 2/3 病例见于 6～12 个月的儿童,2 岁以上少见。急性感染常为发病诱因。临床表现特点如下。

1.贫血及一般表现

面色蜡黄,虚胖,易倦,头发稀黄发干,肝、脾可轻度肿大,重症可出现心脏扩大,甚至心功能不全。

2.消化系统症状

患者常有厌食、恶心、呕吐、腹泻、舌炎、舌面光滑。

3.神经系统症状

神经系统症状见于维生素 B_{12} 缺乏所致者。表现为表情呆滞、嗜睡、反应迟钝、少哭不笑、哭时无泪、少汗、智力和体力发育落后,常有倒退现象,不能完成原来已会的动作。可出现唇、舌、肢体震颤,腱反射亢进,踝阵挛阳性。

(三)实验室检查

1.血常规

红细胞数减少比血红蛋白含量降低明显。红细胞大小不等,以大者为主,中央淡染区不明显。重症者白细胞计数可减少,粒细胞胞体较大,核分叶过多(核右移),血小板计数亦可减少,体积变大。

2.骨髓象

红系细胞增生活跃,以原红细胞及早幼红细胞计数增多相对明显。各期幼红细胞均有巨幼样变,表现有胞体变大,核染色质疏松,副染色质明显,显示细胞核发育落后于细胞质。粒细胞系及巨核细胞系也可有巨幼样变表现。

3.生化检查

血清维生素 B_{12} 及叶酸测定低于正常含量。

（四）诊断

根据贫血表现、血常规特点,结合发病年龄、喂养史,一般不难做出诊断。进一步做骨髓检查有助于确诊。少数情况下需要注意与脑发育不全(无贫血及上述血常规、骨髓象改变,自生后不久即有智力低下)及少见的非营养性巨幼细胞性贫血相鉴别。

（五）治疗与预防

（1）加强营养和护理,防治感染。

（2）维生素 B_{12} 及叶酸的应用:维生素 B_{12} 缺乏所致本病者应用维生素 B_{12} 肌内注射,每次 $50\sim100\ \mu g$,每周2～3次,连用 2～4 周,或至血常规恢复正常为止。应用维生素 B_{12} 2～3 天后可见精神好转,网织红细胞计数增加,6～7 天达高峰,约 2 周后降至正常。骨髓内巨幼红细胞于用药 6～72 小时内即转为正常幼红细胞,精神及神经症状恢复较慢。由于叶酸缺乏所致本病者给予叶酸口服每次5 mg,每天 3 次,连服数周。治疗后血常规、骨髓象反应大致如上所述。维生素 C 能促进叶酸的利用,宜同时口服。需要注意单纯由于缺乏维生素 B_{12} 所致者不宜加用叶酸,以免加重精神及神经症状。重症贫血于恢复期应加用铁剂,以免发生铁的相对缺乏。

（3）输血的应用原则同缺铁性贫血。

（4）预防措施主要是强调改善患儿母亲的营养状况,及时为婴儿添加辅食,避免单纯羊奶喂养,年长儿要注意食物均衡,防止偏食习惯。

三、营养性混合性贫血

营养性缺铁性贫血与营养性巨幼细胞性贫血同时存在时称为营养性混合性贫血,较常见于婴幼儿期。

（一）临床表现

患儿具有两种贫血的混合表现,贫血程度一般较重。

（二）实验室检查

1.血常规

血红蛋白含量及红细胞计数近于平行降低,红细胞大小不等更明显,大者大于正常,小者小于正常,大红细胞中央浅染区扩大为本病红细胞典型表现。白细胞、血小板计数常减少。

2.骨髓象

红细胞系具有两种贫血的表现,例如可见巨幼红细胞而细胞质嗜碱性强,粒细胞、巨核细胞也可见巨幼细胞性贫血时的形态改变。

(三)治疗

患儿需同时应用铁剂及维生素 B_{12} 或叶酸进行治疗。

第二节　溶血性贫血

由于红细胞破坏过多,红细胞寿命缩短,骨髓造血功能不足以代偿红细胞的损耗而形成的贫血称为溶血性贫血。小儿时期发生的溶血性贫血可分为先天性和后天获得性两大类,病因不同。

一、病因分类

(一)先天性溶血性贫血(由于红细胞内在缺陷所致)

1.红细胞细胞膜缺陷

(1)遗传性球形红细胞增多症。

(2)遗传性椭圆形红细胞增多症。

(3)其他,如遗传性口形红细胞增多症等。

2.血红蛋白异常

(1)地中海贫血。

(2)其他血红蛋白病。

3.红细胞酶的缺陷

(1)红细胞葡萄糖-6-磷酸脱氢酶(G-6-PD)缺陷,包括蚕豆病、药物性溶血性贫血等。

(2)丙酮酸激酶(pyruvate kinase,PK)缺乏。

(3)其他红细胞酶缺乏。

(二)获得性溶血性贫血(由于红细胞外在因素所致)

(1)同种免疫性溶血性贫血:如新生儿溶血症、血型不合溶血性贫血等。

（2）自身免疫性溶血性贫血。

（3）继发于感染（如败血症、疟疾）、化学物理因素、微血管病的非免疫性溶血性贫血。

二、诊断

一般可按以下步骤考虑诊断。

（一）初步确定存在溶血性贫血

1.临床表现

此病主要特点是表现为不同程度的贫血和黄疸。急性溶血性贫血起病急，急重者可有发热、寒战、恶心、呕吐、腰背四肢疼痛、头痛、腹痛，病情发展急剧的患儿面色苍白。贫血重者可发生休克或心力衰竭、肾衰竭。慢性溶血性贫血起病缓慢，逐渐出现贫血、黄疸，但可在短期内加重，其他全身症状不明显。由于溶血场所的不同（血管内溶血或是血管外溶血），临床表现有不同特点（表 7-1）。

表 7-1　血管内溶血、血管外溶血的不同表现

临床表现	血管内溶血	血管外溶血
病程	急	慢
病因	获得性溶血性贫血（如 G-6-PD 缺乏）	先天遗传性溶血性贫血（如遗传性球形红细胞增多症）
溶血场所	红细胞在血管内破坏	红细胞在单核巨噬细胞系统中破坏
贫血程度	较重	较轻，发生溶血危象时加重
黄疸	明显	较轻，溶血危象时明显
肝大、脾大	不明显	显著，急性发作时更明显
血红蛋白尿	常见	无

2.实验室检查

（1）红细胞破坏增加的证据：①正细胞正色素性贫血。②血清未结合胆红素增高，乳酸脱氢酶活性增高，血浆游离血红蛋白含量增高，结合珠蛋白减少或消失。③尿血红蛋白阳性，尿胆原增加。④红细胞寿命缩短。

（2）红细胞代偿增加的证据：①外周血网织红细胞计数增高。②骨髓红细胞系统增生旺盛。

（二）进一步明确溶血性贫血的病因

1.先天遗传性溶血性贫血的诊断

（1）病史：患儿可在生后不久即发病，贫血、黄疸逐渐加重。有血管外溶血表

现。多有家族史。

（2）体征：多有明显肝大、脾大，尤其是脾大。

（3）血常规：血涂片镜检红细胞有形态改变，如球形红细胞增多（见于遗传性球形红细胞增多症）、椭圆形红细胞增多（见于遗传性椭圆形红细胞增多症）等。

（4）红细胞脆性试验、溶血试验。

（5）红细胞酶活性测定：目前已能做多种酶的筛选试验，如 G-6-PD、PK 等，可测出某种酶的缺陷。

（6）血红蛋白电泳：有助于诊断地中海贫血及异常血红蛋白病等。

（7）其他检查异常血红蛋白的试验：如异丙醇试验（检测不稳定血红蛋白）、变性珠蛋白小体生成率、血红蛋白结构分析等。

2.后天获得性溶血性贫血的诊断

（1）明确发病诱因（如感染、药物史、输血史等）有助于诊断。

（2）实验室检查：抗人球蛋白试验阳性提示免疫性溶血性贫血（如自身免疫性溶血性贫血）。酸溶血试验（Ham 试验）、蔗糖溶血试验有助于阵发性睡眠性血红蛋白尿症的诊断。

三、治疗原则

（一）去除病因

例如，G-6-PD 缺乏症应避免应用氧化性药物、禁食蚕豆等。对自身免疫性溶血性贫血应积极控制感染。

（二）适当输血

输血为急性溶血性贫血及慢性溶血性贫血发生红细胞再生障碍性贫血危象或溶血危象时的重要急救措施。但对自身免疫性溶血性贫血应慎用，应用不当可使溶血加重。

（三）肾上腺皮质激素的应用

肾上腺皮质激素适用于温抗体型自身免疫性溶血性贫血。

（四）脾切除

脾切除主要用于遗传性球形红细胞增多症及其他类型溶血性贫血（如地中海贫血、自身免疫性溶血性贫血）有切脾适应证者，手术年龄一般应＞4 岁。

第三节　再生障碍性贫血

再生障碍性贫血(aplustic anemiu,AA)简称再障,是骨髓造血功能衰竭导致的一种周围血全血细胞减少的综合征。在小儿时期比较多见。主要临床表现是贫血、出血和反复感染;三种血红细胞同时减少,无肝脾和淋巴结肿大。

一、病因及发病机制

(一)病因

本病分为原发性、继发性两类。再障的病因相当复杂,部分病例是由于化学、物理或生物因素对骨髓的毒性作用所引起,称为继发性再障。但在临床上半数以上的病例因找不到明显的病因,称为原发性再障。引起继发性再障的原因包括以下几个方面。

1.药物及化学物质

药物引起的再障近几年逐渐增多,在发病因素中居首位。如抗癌药物、氯霉素、磺胺类药物、保泰松、阿司匹林等。

许多化学物质都有不同程度的骨髓抑制作用,如苯、二甲苯、杀虫剂、化肥、染料等。

2.物理因素

各种放射线如 X 线、γ 射线或中子等均能引起骨髓细胞损害。骨髓抑制程度与接触的剂量与时间有关。

3.生物因素

再障可由病毒、细菌、原虫等感染引起,病毒所致者尤为多见。如丙型肝炎病毒、乙型肝炎病毒等。近年来发现,人类微小病毒可直接感染骨髓,引发再障。此外,麻疹病毒也可引起再障。

(二)发病机制

本病的发病机制比较复杂,至今尚未明了。近年来国内外主要围绕着造血干细胞受损、造血微环境缺陷及免疫因素 3 个方面进行了大量研究。

1.干细胞受损

骨髓中多能造血干细胞是造血的原始细胞。正常人的造血干细胞保持着较为恒定的数量并可维持自身的增殖能力,且有一定的贮备能力。当骨髓受到一般性损害时尚不致发病,当骨髓受到严重损害时,则造血干细胞的产率明显下降,仅为正常值的 10% 或更低,还可有质的改变,导致染色体畸变,故当干细胞衰竭时骨髓移植有效。

2.造血微环境缺陷

骨髓干细胞的增殖与分化需要一个完整无损的骨髓微环境,因血细胞的生成需要细胞周围供应造血原料,如骨髓的血窦受损,骨髓造血干细胞的增殖受抑制,则会导致再障。有学者认为再障患者自主神经兴奋性差,骨髓神经兴奋性亦差,致骨髓血流缓慢,小血管收缩,毛细血管减少,造成造血微环境缺陷。

3.免疫因素

近年来对这方面的研究最多,特别是关于 T 淋巴细胞的研究非常多,多数学者认为再障患者辅助性 T 细胞(Th)数量下降,抑制性 T 细胞(Ts)数量上升,Th/Ts 比值降低。体外培养再障患者骨髓干细胞产率降低时,加入抗胸腺细胞球蛋白后干细胞产率增加,说明 T 淋巴细胞起了抑制作用。某学者对 136 例再障患者的免疫功能进行了研究,认为 Ts 细胞不仅能抑制骨髓造血干细胞的增殖与分化还能抑制 B 细胞向浆细胞方向分化,从而产生全血细胞(包括淋巴细胞在内)的严重减少和低丙种球蛋白血症。淋巴细胞绝对数越低,预后越差。血清抑制因子亦能起到抑制造血干细胞的作用。Ts 细胞还能使 γ-干扰素、白细胞介素-2(IL-2)也增加,这些均可以抑制造血干细胞的正常功能。此外,再障患者铁的利用率不佳,表现为血清铁增高,未饱和铁结合率下降,铁粒幼细胞阳性率增高;血浆红细胞生成素增高,红细胞内游离原卟啉和抗碱血红蛋白较高。再障患者甲状腺功能降低。可见再障的发病机制是复杂的,大多数再障的发病往往是多种因素共同参与的结果,例如,造血抑制性增强时常伴随造血刺激功能下降,T 淋巴细胞抑制造血干细胞与造血微环境缺陷可并存,细胞免疫与体液免疫缺陷可并存。

二、先天性再生障碍性贫血

先天性再生障碍性贫血是一种常染色体隐性遗传性疾病,除全血细胞减少外,还伴有多发性先天性畸形。

(一)临床表现及诊断

患儿有多发性畸形,如小头畸形、斜小眼球,约 3/4 的患者有骨骼畸形,以桡骨和拇指缺如或畸形最多见;其次为第一掌骨发育不全、尺骨畸形、并趾等,并常伴有体格矮小、外耳畸形、耳聋等。部分患儿智力低下，男孩约50%伴生殖器发育不全。

血常规变化平均6～8岁时出现，男多于女，贫血为主要表现，红细胞为大细胞正色素性，伴有核细胞和血小板计数减少。骨髓变化与后天性再生障碍性贫血相似。骨髓显示脂肪增多，增生明显低下，仅见分散的生血岛。胎儿血红蛋白增多。骨髓培养显示红系与粒系祖细胞增生低下。

本病有多发性畸形，易与获得性再障区别。

有5%～10%的患儿最后发展为急性白血病。

(二)治疗

治疗与一般再障相同。皮质激素与睾酮联合应用可使血常规好转，但停药后易复发，必须长期应用小剂量维持。严重贫血时可输红细胞悬液。骨髓移植5年存活率约为50%。贫血缓解后，身高、体重、智力也明显好转。

三、获得性再生障碍性贫血

获得性再生障碍性贫血是小儿时期较多见的贫血之一，此类贫血可发生于任何年龄，但以儿童和青春期多见，无性别差异。获得性再障又分为原发性与继发性两类。

(一)临床表现及辅助检查

1.临床表现

本病起病多缓慢。症状的轻重视病情发展的速度和贫血程度而异。常见面色苍白、气促、乏力。常因出现皮下瘀点、瘀斑或鼻出血而引起注意，随病情进展出血症状逐渐加重，严重者出现便血和血尿。肝、脾淋巴结一般不肿大。由于粒细胞减少而反复发生口腔黏膜溃疡、咽峡炎及坏死性口腔炎，甚至并发全身严重感染，应用抗生素也很难控制。起病急者病程短，病情进展快，出血与感染迅速加重；慢性病例可迁延数年，缓解期贫血与出血可不明显。

2.实验室检查

全血细胞减少，红细胞和血红蛋白一般成比例减少，因起病缓慢，不易引起注意，诊断时血红蛋白多已降至30～70 g/L，呈正细胞正色素性贫血。网织红细胞计数减少，严重者血涂片中找不到网织红细胞。个别病例可见网织红细胞计数轻度增高。红细胞寿命正常。

白细胞总数明显减少，多在$(1.5～4.0)×10^9$/L，以粒细胞减少为主，淋巴细胞计数相对升高，血小板计数明显减少，血块收缩不良，出血时间延长。

骨髓标本中脂肪增多。涂片中非造血细胞增多,淋巴细胞百分比增高。部分患儿血红蛋白含量轻度增高。血清铁增高,运铁蛋白饱和度增高,口服铁吸收降低,与贫血程度不成比例。

(二)诊断及分型

1.再障的诊断标准

(1)全血细胞减少、网织红细胞计数减少。

(2)一般无脾大。

(3)骨髓象检查显示至少有一个部位增生减低或重度减低。

(4)能除外其他引起全血细胞减少的疾病,如阵发性睡眠性血红蛋白尿症、骨髓增生异常综合征中的难治性贫血、骨髓纤维化、急性白血病、恶性组织细胞病等。

2.再障的分型标准

(1)急性再生障碍性贫血(acute aplastic anemia,AAA)。

临床表现:发病急,贫血呈进行性加剧,常伴严重感染、内脏出血。

血常规:除血红蛋白含量下降较快外,必须具备以下 3 项中之 2 项。①网织红细胞<1%,绝对值<15×10^9/L。②白细胞计数明显减少,中性粒细胞绝对值<0.5×10^9/L。③血小板计数<20×10^9/L。

骨髓象:①多部位增生减低,三系造血细胞明显减少,非造血细胞增多。②骨髓小粒中非造血细胞及脂肪细胞增多。

(2)慢性再生障碍性贫血(chronic aplastic anemia,CAA)。

临床表现:发病慢,贫血、感染、出血较轻。

血常规:血红蛋白含量下降速度较慢,网织红细胞、白细胞、中性粒细胞及血小板计数常较急性型为高。

骨髓象:①三系或两系减少,至少一个部位增生不良,如增生良好红系中常有晚幼红比例增多,巨核细胞数量明显减少。②骨髓小粒中脂肪细胞及非造血细胞增加。

(三)预后

因病因而异。高危病例预后较差,有 50%～60% 患儿于发病数月内死于感染。高危的指征是发病急,贫血进行性加剧,常伴有严重感染、内脏出血。血常规:除血红蛋白含量下降较快外,必须具备以下 3 项中的 2 项,网织红细胞<1%,绝对值<15×10^9/L;白细胞数明显减少,中性粒细胞绝对值<0.5×10^9/L;血小板计

数<20×10^9/L。骨髓象:多部位增生减低,三系造血细胞明显减少,非造血细胞增多,脂肪细胞增多。

病情进展缓慢,粒细胞与血小板计数减少,骨髓受累较轻,对雄激素有反应者预后较好。

(四)治疗

首先应去除病因,其治疗原则如下。①支持疗法,包括输红细胞、血小板和白细胞维持血液功能,有感染时采用有效的抗生素。②采用雄激素与糖皮质激素等刺激骨髓造血功能的药物。③免疫抑制剂。④骨髓移植。⑤冻存胎肝输注法。

1.支持疗法

大多数再障患者病程很长,应鼓励患者坚持治疗,避免诱发因素。要防止外伤引起出血。对于粒细胞<0.5×10^9/L 的要严格隔离。有感染的患儿应根据血培养及鼻咽分泌物、痰或尿培养结果采用相应抗生素。无明显感染者不可滥用抗生素,以免发生菌群紊乱和真菌感染。

输血只适用于贫血较重(血红蛋白含量在 60 g/L 以下)且有缺氧症状者,最好输浓缩的红细胞。出血严重可考虑输血小板。多次输血或输血小板易产生抗血小板抗体,使效果降低。

2.雄激素

雄激素适用于慢性轻、中度贫血的患儿,对儿童的疗效优于成人,雄激素有刺激红细胞生成的作用,可能是通过刺激肾脏产生更多的红细胞生成素,并可直接刺激骨髓干细胞使之对红细胞生成素敏感性增高。

常用丙酸睾酮 1~2 mg/(kg·d),每天肌内注射 1 次,用药不应少于半年,半合成制剂常用司坦唑醇,每次 1~2 mg,每天 3 次口服;或美雄酮,每次 15 mg,每天 3 次口服。后两种半合成制剂的男性化不良反应轻,但疗效稍差,肝损害较大。雄激素可加快骨髓成熟,使骨干和骨髓提前愈合,可使患者的身高受到影响。治疗有效者,先有网织红细胞计数增高,随之血红蛋白含量上升,继之白细胞计数增加,血小板计数上升最慢。

3.肾上腺皮质激素

近年来多认为本病应用大剂量肾上腺皮质激素对刺激骨髓造血并无作用,而有引起免疫抑制、增加感染的危险。小剂量应用可以减少软组织出血。故一般用于再障患儿有软组织出血时,泼尼松的剂量一般为每天 0.5 mg/kg。对先天性再生障碍性贫血患儿,则应首选肾上腺皮质激素治疗。泼尼松用量开始为每天 1.0～1.5 mg/kg,分 4 次口服。如果有效,在用药后 1～2 周即可呈现效果。如果用药 2 周后仍不见效,还可适当加大剂量至每天 2.0～2.5 mg/L。如用药 1 个月仍无效,则可停用,但以后还可间断试用,因有的患者后期还可有效,有效病例在用药至血常规接近正常时,即逐渐减至最小量,并隔天使用 1 次。80%左右的患儿药量可减至 5～15 mg,并隔天使用 1 次,少数患者还可完全停药。如果小剂量隔天使用 1 次不能维持,而需大剂量应用激素时,可考虑改用骨髓移植治疗。

4.免疫抑制剂的应用

抗淋巴细胞球蛋白及抗胸腺细胞球蛋白为近年来治疗急性或严重型再障常用的药物之一。本制品最早在同种异体骨髓移植前作为预处理药物使用,1976 年有学者在应用抗淋巴细胞球蛋白作为骨髓移植预处理治疗再障 27 例中,有 5 例骨髓虽未植活,但自身骨髓获得重建。以后陆续有一些单独应用抗淋巴细胞球蛋白或抗胸腺细胞球蛋白治疗严重再障的报告,其效果不完全一致。有报告统计 1976－1983 年治疗 400 例患者,有效率为 50%左右,完全缓解率为 14%～32%,一年生存率为 16%。1986 年我国医学科学院血液病研究所报告用抗胸腺细胞球蛋白治疗 23 例严重再障总有效率为30.4%。抗淋巴细胞球蛋白的一般剂量为每天 20～40 mg/kg,稀释于250～500 mL生理盐水中加适量激素静脉注射,以每分钟 5～10 滴的速度滴入,10 分钟后如无反应,逐渐加快滴速,持续时间一般每天不短于 6 小时,1 个疗程 5～7 天。间隔 2 周以上,如病情需要再注射时,应注意有无变态反应。如对一种动物的抗淋巴细胞球蛋白制剂产生变态反应,可改换另一种动物的制剂。近年来国外有用甲泼尼松龙脉冲治疗代替抗淋巴细胞球蛋白者。除了应用抗淋巴细胞球蛋白或抗胸腺细胞球蛋白外,也有应用环磷酰胺、长春新碱及环孢素 A 治疗严重再障取得成功的报告。

5.大剂量丙种球蛋白

丙种球蛋白可清除侵入骨髓干细胞微环境中并造成干细胞抑制的病毒,可与淋巴因子结合,以去除其对干细胞生长的抑制作用,剂量为 1 g/(kg·d)静脉滴注,4 周 1 次,显效后适当延长间隔时间,共使用 6～10 次。

6.造血干细胞移植

造血干细胞的缺乏是导致再障的一个重要原因,对这类患者进行造血干细胞移植是治疗的最佳选择,对于急重症的患者已成为最有效的治疗方法。对于配型相合的骨髓移植,有50%～80%的患儿得到长期缓解,但由于髓源不易找到,现胎肝移植、脐血干细胞移植开始应用于临床,终将代替骨髓移植。

7.其他治疗

（1）抗病毒治疗：常用阿昔洛韦 15 mg/（kg·d）静脉滴注，疗程为 10 天。

（2）改善造血微环境：应用神经刺激剂或改善微循环的药物，对造血微环境可能有改善作用。如硝酸士的宁，每周连用 5 天，每天的剂量一般为 1 mg、2 mg、3 mg或 3.4 mg 肌内注射，休息 2 天后重复使用。山莨菪碱，0.5～2.0 mg/（kg·d）静脉滴注，于 2～3 小时内滴完，并于每晚睡前服山莨菪碱 0.25～1.00 mg/kg，1 个月为 1 个疗程，休息 7 天重复使用。

（3）中医药治疗：用中药水牛角、生地、赤芍、丹皮、太子参、麦冬、女贞子、党参为主药加减，治疗效率可达 52.2%。

第四节　凝血障碍性疾病

凝血障碍可因凝血 3 个阶段中任何阶段异常所致，以凝血第一阶段异常最常见，包括血友病甲、血友病乙、血友病丙及血管性假性血友病。

血友病是一种 X 染色体连锁隐性遗传疾病，由于编码凝血因子的基因异常而导致凝血因子生成障碍，通常男性发病，女性携带。患者以自幼反复异常出血为主要表现，常见的出血部位为关节，占所有出血表现的 70%～80%，反复关节出血可引起关节退行性改变、畸形，导致关节功能部分或完全丧失。

一、血友病甲

位于 X 染色体上的 Ⅷ 因子基因缺陷致血浆 Ⅷ 因子促凝成分（Ⅷ：C）减少，凝血第一阶段异常导致出血。此病为伴性隐性遗传，男性发病，女性传递者 Ⅷ：C 活性也下降，但出血极少见。

（一）诊断

1.临床表现

（1）家族史：大部分患者有阳性家族史，患者的同胞兄弟、表兄弟、舅舅中有类似患者，20%～40%无家族史。

（2）发病时间：一般 1 岁左右患儿开始爬行时发病，严重者新生儿期即可出血，轻者 5～6 岁甚至成年后才发病，一旦发病即持续终身。

（3）出血症状：为创伤性小动脉出血，反复性关节出血为本病特征性表现，皮肤瘀斑、皮下血肿、鼻出血、口腔黏膜出血常见,单纯皮肤出血点罕见,严重者可有内脏出血。

2.辅助检查

(1)血小板计数、出血时间、血块收缩、凝血酶原时间及纤维蛋白原定量正常。

(2)凝血时间检查及凝血酶原消耗试验:凝血时间检查不敏感,仅重型才延长。凝血酶原消耗不良,但轻型亦可正常。

(3)白陶土部分凝血活酶时间延长:此为血友病过筛试验,Ⅷ:C低于40%即可检出。

(4)简易凝血活酶生成试验或Bigg's凝血活酶生成试验不良:本法较精确,血友病甲、乙、丙均异常,血友病甲可用正常硫酸钡吸附血浆纠正而血清不能纠正。

(5)Ⅷ:C活性测定:一般Ⅷ:C活性<10%。

(6)Ⅷ:Ag:正常或稍增高。

(7)Ⅷ:C/ⅧR:Ag:主要用于女性携带者的诊断及产前诊断,女性携带者及血友病胎儿此值明显下降。

(8)基因检查。仅用于携带者及产前检查,所用方法如下:①等位基因专一性寡核苷酸探针做分子杂交。②限制性片段长度多态性间接分析。③聚合酶链反应与前两者综合应用。可检出血友病胎儿及女性携带者缺陷的血友病甲基因。

3.诊断

(1)产后诊断:据男性发病,阳性家族史,反复出血以皮肤血肿、关节出血为主考虑此病,做凝血机制检查确诊。据血浆Ⅷ:C水平将本病分四型。①重型:Ⅷ:C<1%,自幼自发性出血,反复关节及深部组织出血,病程较长者有关节畸形。②中型:Ⅷ:C活性2%~5%,自发性出血倾向较重型轻,但轻微损伤可致严重出血,少数有关节内出血,一般不引起关节畸形。③轻型:Ⅷ:C活性5%~25%,创伤后出血难止,自发性出血和关节内出血罕见。④亚临床型:Ⅷ:C活性25%~45%,无出血症状,仅在大手术或严重外伤时出血较多,多在家系调查时发现。

(2)携带者诊断及产前诊断:家族中有血友病甲患者时,女性可能成为携带者,除据遗传规律推测概率外,可能查Ⅷ:C/ⅧR:Ag降低,基因检查带有异常血友病甲基因。

(二)治疗

本病为先天性遗传缺陷,尚无根治疗法。治疗包括预防及治疗出血、预防畸形。

1.预防出血

尽量避免手术及外伤;禁用抑制血小板功能的药物。一般治疗至无出血时应适量运动,可提高Ⅷ因子活性。

2.补充疗法

血友病以补充治疗为主,给予输血、输新鲜血浆或输第Ⅷ因子浓缩剂进行治疗。根据治疗目的不同,分为按需治疗及预防治疗。①按需治疗,即发生出血时给予的暂时性补充治疗,其目的在于止血。浓缩Ⅷ因子制剂:Ⅷ因子用量为需达到的Ⅷ因子浓度×每千克体重×0.5,12 小时后再输 1/2～2/3 量,一般闭合性血肿或关节出血应将血浆Ⅷ因子提高到 10%～20%;一般手术或严重出血,提高到 25%～40%,每 12 小时 1 次,维持2～3 天;大手术或颅内出血提高到 60%～100%,每 12 小时补充一次,维持 7～14 天或更长时间。新鲜血及血浆:采血后 6 小时内使用才有效,输全血 2 mL/kg 或血浆 1 mL/kg 可提高血浆Ⅷ因子活性 2%,因引起血容量扩大,每天输血量应少于 15 mL/kg,血浆少于 30 mL/kg。此法仅适用于轻型出血患者。冷沉淀物:所含Ⅷ因子为新鲜血浆 10 倍以上。②预防治疗,研究结果显示预防治疗组的平均年关节出血次数及总体出血次数明显低于按需治疗组,世界卫生组织及世界血友病联盟将预防治疗推荐为重度血友病标准的治疗方法。

3.其他治疗

(1)局部止血。

(2)药物治疗:6-氨基己酸、氨甲环酸、对羧基苄胺抑制已形成血块的溶解,有利于止血。肾脏出血者忌用。

(3)基因治疗:正在研究中。

(4)器官移植。

(5)重组Ⅷ因子:已用于临床。

(6)针对抗因子Ⅷ抗体的治疗。

二、血友病乙

血友病乙为伴性隐性遗传,发病率为血友病甲的 1/5。

(一)诊断

1.临床表现

遗传特点同血友病甲,有轻度出血倾向的女性传递者较血友病甲常见。患者出血症状较轻,以软组织、关节出血为主,较常见。

2.辅助检查

凝血机制检查类似血友病甲,但 Bigg's 凝血活酶生成试验结果异常可被正常血清纠正而不被正常硫酸钡吸附血浆纠正,Ⅷ:C正常,Ⅸ:C 活性下降。据Ⅸ因子水平将血友病乙分为四型,分型标准同血友病甲。

（二）治疗

一般治疗同血友病甲。由于血中Ⅸ因子达 10% 就不出血,达 30% 就可使严重创伤停止出血,因此治疗时首次输血量视出血程度及治疗目的决定。输浓缩的Ⅸ因子可使血浆Ⅸ因子提高更快,多在输入一次后即可止血。

三、血友病丙

血友病丙为常染色体不完全隐性遗传,较少见。

（一）临床表现

男女性均可发病,出血症状较血友病甲、乙轻,其中纯合子出血较重,可有皮肤瘀斑、鼻出血、外伤后出血不止,自发性出血少见;杂合子出血轻微,即使手术出血也不严重。

（二）辅助检查

凝血功能检查似血友病甲,凝血异常较轻,Bigg's 凝血活酶生成试验异常可被正常硫酸钡吸附血浆和正常血清纠正。

四、血管性假性血友病

血管性假性血友病(vascular hemophilia)开始由 von Willebrand 描述,故又称 von Willebrand disease(VWD),常染色体不完全显性或隐性遗传,VW 因子(VWF)基因缺陷致 VWF 产生减少、分子结构或功能异常。VWF 属于糖蛋白,分布在血浆中及血小板 α 颗粒内,其通过在血管壁与血小板间起桥联作用调节血小板黏附,促进血栓形成,并与Ⅷ:C 结合。能稳定Ⅷ:C 活性。VWF 数量或质量异常则导致类似血友病甲的出血表现。

（一）诊断

1.临床表现

出血一般较轻,最常见的症状是皮肤紫癜、反复鼻出血或出牙时出血。多数患者 4 岁之前发病,随年龄增长出血症状可逐渐减轻。皮下深部及肌肉血肿少见,极重者也可有关节腔出血、腹腔出血或颅内出血,不遗留关节畸形。

2.辅助检查

（1）血小板计数及形态正常，但出血时间延长，血小板黏附率降低，血小板加瑞斯托霉素不聚集。

（2）vW因子（ⅧR：WF）缺乏，Ⅷ因子相关抗原（ⅧR：Ag）减少。

（3）Ⅷ因子活性（Ⅷ：C）降低，降低程度比血友病甲低。

（4）阿司匹林耐量试验阳性。

（5）束臂试验约50％阳性。

（6）瑞斯托霉素辅因子活性降低。

3.诊断

根据家族史，出血倾向，血小板计数及形态正常而出血时间延长，进一步检查Ⅷ：C与VWF：Ag下降即可确诊，如VWF：Ag正常，则需进一步检查VWF的结构与功能，排除Ⅱ型VWD。

根据VWF浓度、多聚体成分及VWF功能，将VWD分为四型。①Ⅰ型：常染色体显性遗传，临床症状轻度至中度，血浆VWF不同程度下降，但各多聚体成分均存在。②Ⅱ型：血浆VWF浓度正常但性质异常，除Ⅱ$_\beta$、Ⅱ$_\beta$变异型及血小板型外，其他亚型的VWD只与血小板GP16发生轻微反应或毫无反应，其中Ⅱ$_A$为常染色体显性遗传，血小板及血浆中缺乏大型多聚体，Ⅱ$_{C-H}$为常染色体隐性遗传，大型多聚体缺乏或减少。Ⅱ$_B$在无兴奋剂时即能与血小板GP16受体结合，大型多聚体与血小板结合被清除，致血浆中缺乏大型多聚体，Ⅱ$_B$变异型对低浓度瑞斯托霉素敏感性增加，但血浆中VWF多聚体各成分存在，血小板型又称假性VWD，VWF正常而血小板受体对正常VWF亲和力增高。③Ⅲ型：常染色体隐性遗传，重者婴儿期即有严重出血，血浆及血小板中均测不到VWF。④未分类型：除与Ⅷ：C结合力降低外，VWF结构与功能异常。

（二）治疗

1.一般治疗

避免外伤及手术，忌用阿司匹林、双嘧达莫等。

2.补充治疗

补充治疗可用于出血不止或手术前后。可输新鲜全血、血浆或冷冻血浆。首剂新鲜血浆10 mL/kg可使Ⅷ因子提高至30％左右。

参考文献

[1] 段凤焕.儿科诊疗精粹[M].北京:金盾出版社,2019.

[2] 程雪莲.儿科疾病临床治疗[M].开封:河南大学出版社,2019.

[3] 冯仕品.儿科常见病诊断与治疗[M].济南:山东大学出版社,2021.

[4] 张贤锋.实用儿科疾病诊断与治疗[M].延吉:延边大学出版社,2017.

[5] 孙荣荣.临床儿科诊疗进展[M].青岛:中国海洋大学出版社,2019.

[6] 马骊,郑桂兰.儿科常见病处置精要[M].海口:海南出版社,2019.

[7] 王英.临床儿科诊疗与康复[M].天津:天津科学技术出版社,2019.

[8] 王禹.现代儿科疾病诊疗与临床实践[M].北京:科学技术文献出版社,2018.

[9] 崔文成,刘清贞,张若维.中医儿科薪火传承辑要[M].济南:山东科学技术出版社,2019.

[10] 于刚.儿科疾病诊疗与进展[M].昆明:云南科技出版社,2018.

[11] 周春,杨玲,赵洪春.儿科疾病临床治疗[M].南昌:江西科学技术出版社,2019.

[12] 李玖军,赵成广,魏克伦,等.儿科疑难病例诊治思路详解[M].北京:科学出版社,2021.

[13] 王书华.实用临床儿科治疗[M].北京:中国人口出版社,2019.

[14] 张艳梅.临床儿科新诊疗[M].武汉:湖北科学技术出版社,2018.

[15] 马燕杰.新编儿科疾病临床诊治方法[M].北京:科学技术文献出版社,2019.

[16] 安利,李莉,刘秀平.现代儿科诊疗精粹[M].天津:天津科学技术出版社,2019.

[17] 安会波.儿科临床与病理[M].北京:科学技术文献出版社,2019.

[18] 陈慧.现代儿科疾病预防与诊治[M].北京:科学技术文献出版社,2018.

［19］贾海霞.儿科疾病诊疗［M］.昆明:云南科技出版社,2018.

［20］崔秀杰.现代儿科诊疗学［M］.天津:天津科学技术出版社,2019.

［21］吴超.现代临床儿科疾病诊疗学［M］.开封:河南大学出版社,2021.

［22］高艳萍.儿科疾病诊疗指南［M］.天津:天津科学技术出版社,2019.

［23］陈震.新生儿疾病规范化诊疗实践［M］.北京:中国纺织出版社,2019.

［24］张立红.现代儿科诊疗路径［M］.天津:天津科学技术出版社,2019.

［25］高玉.临床儿科疾病诊治［M］.北京:科学技术文献出版社,2019.

［26］陈丙涛.现代儿科疾病诊疗思维［M］.哈尔滨:黑龙江科学技术出版社,2019.

［27］许敏.儿科护理技术与规范［M］.北京:科学技术文献出版社,2018.

［28］王欣欣.儿童常见疾病临床诊疗思维［M］.昆明:云南科技出版社,2019.

［29］王孟清,罗银河.中医儿科优势病种诊疗特色精粹［M］.北京:科学技术文献出版社,2021.

［30］积涛,周克林.临床儿科常见病诊断治疗［M］.北京:科学技术文献出版社,2018.

［31］赵小然,代冰,陈继昌.儿科常见疾病临床处置［M］.北京:中国纺织出版社,2021.

［32］牟丽萍.儿科常见病诊断与治疗［M］.北京:科学出版社,2020.

［33］杨红新,邓亚宁.儿科常见病临证经验［M］.郑州:河南科学技术出版社,2019.

［34］宫晶.儿科治疗实践［M］.北京:中国人口出版社,2019.

［35］周嘉云.实用儿科疾病诊断与治疗［M］.北京:科学出版社,2020.

［36］刘文东,韩文超,侯静,等.血清细胞因子及自身免疫抗体对儿童中枢性尿崩症的诊断价值［J］.中国综合临床,2021,37(1):62－67.

［37］吴蓉洲.儿童病毒性心肌炎发病机制研究进展［J］.中国实用儿科杂志,2021,36(5):355－359.

［38］钱淑怡.胰岛素泵和多次注射胰岛素治疗儿童糖尿病的临床有效率分析［J］.世界最新医学信息文摘,2021,21(47):144－145.

［39］安森亮.克拉霉素联合替硝唑治疗小儿胃炎的价值研究［J］.世界复合医学,2021,7(5):15－17,24.

［40］伍玉梅,文川.双歧杆菌三联活菌联合蛋白琥珀酸铁治疗小儿营养性缺铁性贫血的临床疗效［J］.川北医学院学报,2021,36(8):1072－1075.